大阪大学新世紀セミナー

感染症研究のいま

本田武司
生田和良
堀井俊宏 編

大阪大学出版会

はじめに

二十世紀は、病原微生物の発見の時代として華々しくスタートし、その半ばに人類はペニシリンなどの抗生物質を手にし、細菌感染症に完勝するかに思われた世紀であった。そのためもあって、感染症研究に取り組む研究者は急減してしまった。また、研究費の配分枠も狭くなり、研究環境が悪化、若手研究者の興味も他の分野に向いてしまった。しかし、二十世紀の後半には、ＭＲＳＡやＶＲＥのような耐性菌によるリベンジに遭い、また炭疽菌によるバイオテロ問題や病原性大腸菌Ｏ１５７という新顔の病原菌による一万人を数える大食中毒を経験するなど、解決すべき課題を残したまま二十一世紀を迎えてしまった。

大阪大学では、微生物病研究所を一九三四年に設立して以来、一貫して感染症問題に取り組み、現在ではわが国随一の感染症の総合的研究を行える文部科学省機関となっている。本書では、微生物病研究所のスタッフを中心に、現在取り組んでいる主な病原性微生物研究の現状を平易に解説することを試みた。全編を通じて訴えていることは、感染症研究のおもしろさと必要性である。これを理解していただければ、本書の目的の大部分は達成できたといえよう。さらにこれらの研究による知見は、感染症の新しい制御法の確立を、また病原微生物を用いた研究で生命機構の理解が深まる可能性を予見させるものもある。二十一世紀こそ、感染症研究が結実する時代となってほしい。

二〇〇一年秋

編者らしるす

目次

第Ⅰ部　細菌感染症

第一章　細菌感染症をめぐって――現状と展望――

一　抗生物質の登場

昭和二十一年の日本人の平均寿命統計を見てみると男四二・六歳、女五一・一歳であったのが、現在では八〇歳を越えるにいたっている。当時の三大死因は、結核・肺炎（および気管支炎）・胃腸炎で、すべて感染症に因るものであった。当時のわが国ではまだ抗生物質[1]は実用化されておらず、やむを得ない結果であろう。その後、抗生物質の臨床応用が始まり、昭和二十六年度にはわが国の抗生物質の総生産量は一三トン、昭和五十三年度は八二一トン、そして現在では一〇〇〇トンを越えるにいたっている。そして、ワクチンの普及と相まって、昭和二十一年度当時の三大死因は、わが国ではいずれも主要な死因から姿を消していった。

このことを考えると、抗菌剤（抗生物質を含む）の開発で、人類はこれまで

（1）微生物が産生する物質で、他の微生物の増殖を阻害する。その後、人工的に合成した抗菌物質も実用化され、抗生物質を含めて、抗菌剤（抗菌薬）とよばれる。

なすすべをもたず、生命を脅かされ続けてきた細菌感染症の制御に成功したかにみえる。しかし、もう少し細かくながめてみると、感染症領域でまだ多くの問題を残し、また一方で新たな問題を生んでいるのに気付く。

二　世界の感染症はいま

世界に目を転じると、一九九五年度のWHO(2)の推計では、全死亡者のうち三三%が何らかの感染症が原因で死亡している。感染症は適切な予防や治療を施せば、がんや生活習慣病などに比べるとわずかな経費で死をまぬがれる可能性が高い病気であることを考えると、看過できない問題である。

死因の内訳を見てみると、多いものから順に急性呼吸器感染症、下痢性疾患、結核、マラリア、B型肝炎、HIV感染症（エイズ）などで、五〇年前の日本の状況に似ている。先進国を自認するわが国では、この事実を対岸の火事とみておればよいであろうか。

一方、わが国の現状を見てみると、ボーダレス時代を迎え、日本人の外国旅行・出張者は年間のべ一五〇〇万人を超え、また来日する外国人旅行者・労働者・学生も年間四〇〇万人を超える。このような人びとの動きが、予想もしない危険な微生物をもち込む（もち帰る）危険は十分ある。

さらに輸入食品の問題もボーダレス時代の大きな課題ととらえる必要があ

（2）World Health Organization の略。世界保健機関、国際的保健事業の指導的・調整的機関として一九四八年に発足した国際機関。

（3）Methicillin-resistant *Staphylococcus aureus*（メチシリン耐性黄色ブドウ球菌）

（4）Vancomycin-resistant enterococci（耐性陽球菌）

（5）医療機関で感染を受け、発症するすべての感染症をいう。

（6）細菌は突然変異で変化すると共に、大きな遺伝子を取り込んだり（形質転換）、接合による遺伝子の伝達が起ったり、ファージといわれるウイルスにより運び込まれる遺伝子（形質導入）など、さまざまな方法で遺伝子のやり取りを行っている。

る。わが国の食糧自給率は減少の一途をたどり、現在では消費される食糧の約六割が輸入されている。これらにまぎれて、危険な微生物がわれわれの身近に侵入している可能性は十分考えらえる。海外渡航歴のまったくない人が、わが国でコレラにかかる事例もこの可能性を示唆している。

三　先進国でも細菌感染症は問題である

先進国での細菌感染症は次つぎ強力な抗菌薬の開発投入により駆逐されたかに考えられてきた。しかし、ＭＲＳＡ[3]や耐性結核菌、ＶＲＥ[4]などの例をあげるまでもなく、先進国を中心に高度耐性菌の出現が、近年のわが国の医療現場では深刻な問題（院内感染[5]）となってきている。微生物間で行われている薬剤耐性遺伝子のやり取りの巧妙性[6]を考えると、人類が〝魔法の弾薬〟としてもてはやした抗菌剤の切れ味を享受した時代（わずか五〇年間である）が、危機に直面していると考えざるを得ない。その原因として人類が抗菌剤を乱用してきたことを反省しなければならない[7]。

また、病原性大腸菌[8]（腸管出血性大腸菌：EHEC/STEC）Ｏ１５７感染症はどういうわけか、米国や日本、ヨーロッパなど先進国で多く、発展途上国では意外に少ない。人口増加などによる森林開発が進み、人畜の生活の場が接近してきたことを理由の一つにあげる人もいる。

（7）抗菌薬の開発の歴史と黄色ブドウ球菌の耐性化
［一九四〇年］ペニシリンの実用化→ペニシリン分解酵素産生性黄色ブドウ球菌の出現→
［一九四〇～五〇年代］サルファ剤、ストレプトマイシン、クロラムフェニコール、テトラサイクリン、エリスロマイシンなどの開発と実用化→多剤耐性黄色ブドウ球菌の出現→
［一九六〇年］メチシリンの開発
［一九六二年］第一世代セフェム剤の開発
［一九七二年］第二世代セフェム剤の開発
［一九七七年］第三世代セフェム剤の開発→メチシリン耐性黄色ブドウ球菌（ＭＲＳＡ）の出現→
［一九八〇年］新キノロン剤の開発→新キノロン耐性ＭＲＳＡの出現→
［一九九一年］バンコマイシンの使用適用
［一九九八年］テイコプラニンの開発→バンコマイシン（テイコプラニン）耐性ＭＲＳＡ（ＶＲＳＡ）の出現？

（8）腸管で病気を起こす大腸菌のことを、一般に病原性大腸菌（あるいは下痢原性大腸菌）と総称する。現在、病原性大腸菌、毒素原性大腸菌、腸管侵入性大腸菌、腸管出血性大腸菌、凝集付着性大腸菌の五種類が知られている。

さらに、最先端医療の一つと考えられている臓器移植も、感染症の恐威からぬけ出せないでいる。もっと身近かを考えてみても、安全と信じてきたわが国の牛乳や学校給食ですら食中毒の原因となり、清潔で安全というわが国のイメージがいまや崩れかけている。

四　医療の進歩と易感染性宿主──院内感染の増加──

感染症は、微生物と体が戦い、体が負けた結果として発生する。しかし、われわれの周囲には多くの微生物がいるが、いつも感染症に悩まされているわけではない。つまり、人の体は多くの場合、微生物との戦いに勝っている。それはなぜか？　正常な宿主においては感染に対する防御機構が十分に備わっており、各種病原体から体を守っているからである。

感染防御機構には、非特異的および特異的感染防御機構がある。[9] 一方、種々の医療行為[10]の進歩に伴って、これらの防御機構が破綻をきたす事例（易感染性宿主[11]）が増加してきたのも、近年の医療の特徴である。これらの宿主では、ふつうは病原性が低い病原体によっても容易に感染し、日和見感染症[12]に陥る。これらは宿命的に院内感染のかたちをとりやすく、難治性で重篤な経過をとることが多いので、現代の医療上しばしば問題となる。

このような医療環境の中では、ＭＲＳＡのような多剤耐性菌やもともと抗菌

(9)　非特異的感染防御機構には、①皮膚、粘膜による物理的微生物排除、②常在細菌叢、③食細胞（マクロファージ、好中球）による食菌作用などがある。一方、特異的感染防御機構には、体液性免疫（抗体）と細胞性免疫がある。

(10)　手術（臓器移植など）、治療・検査法（各種カテーテル、チューブなど）、薬剤（抗がん剤、免疫抑制剤など）。

(11)　いわゆるコンプロマイズドホストのこと。特異的・非特異的感染防御機構が、病気そのものや医療行為を受けて減弱した個体のこと。

(12)　感染防御機構が正常な場合は病気を起こせないが、破綻した個体には病原性を発揮するような病原体による感染症。

剤が効きにくい細菌による院内感染が増加している。そういえば、二〇〇〇年夏にはセラチアというあまり聞きなれない菌による院内感染が報道された。感染予防対策に積極的に取り組み、院内感染症を惹起させないように注意をはらうように心掛ける必要がある。

五　エマージングおよびエマージング感染症

「エマージング」あるいは「リエマージング」感染症というキーワードを最近しばしば耳にするようになった。発端は、米国ゴア副大統領の一九九五年度の報告『世界的規模での健康への脅威との戦い』の中で使われだしたのが最初といわれる。これらの言葉を定義づけておくと、エマージング（新興）感染症とは「過去おおむね二〇年間に新たに発見され、しかも公衆衛生上問題となる感染症」をいい、リエマージング（再興）感染症とは、「いったん脅威でなくなった感染症が再び公衆衛生上の問題となってきた感染症」をいう。一九八二年に米国で発生した食中毒を契機に発見された病原性大腸菌（腸管出血性大腸菌）O157も代表的なエマージング細菌感染症の例である。その他の例は脚注13に示したような感染症がある。

(13) **エマージング感染症の例：**
[細菌感染症]腸管出血性大腸菌（O157）感染症、新型コレラ（ベンガルコレラ）、レジオネラ症
[ウイルス感染症]エボラ出血熱、ハンタウイルス肺症候群、AIDS、成人T細胞白血病、ニパウイルス肺炎
[寄生虫・原虫感染症]クリプトスポリジウム
リエマージング感染症の例：
[細菌感染症]劇症型A群連鎖球菌感染症、ペスト、ジフテリア、結核、百日咳、サルモネラ症、コレラ
[ウイルス感染症]狂犬病、デング熱・デング出血熱、黄熱病、インフルエンザ（H5N1）
[寄生虫・原虫感染症]マラリア、リーシュマニア症、エキノコックス症

おわりに

このような耐性菌の出現やエマージング、リエマージング感染症に見られるような感染症の変貌は、さまざまな原因、たとえば貧困、人口の急増、それに伴うジャングルなどの開拓（未知の病原菌との遭遇の危険となる）、老齢化、地球温暖化、抗菌剤の不適切・過剰使用、医療（行為）の進歩、難病の延命化などの影響を受けた結果と考えられる。

これらを考えてみれば急に解決される見込みのない、むしろ今後深刻化する可能性の高い問題ばかりである。ということは、このまま放置すれば感染症問題は、ますます深刻化こそすれ、解消してゆくとは考えにくい。感染症への新たな「戦い」が必要となったといえよう。抗菌剤以外の感染症制御法の開発も必要であろう。そのためにも感染症についての幅広い研究が必要である。決して華やかではないかもしれないが、感染症の研究と理解にわれわれは全力を尽くしている。

第二章　細菌感染症の研究はいま

A　腸管出血性大腸菌（いわゆるＯ１５７：Ｈ７など）

大腸菌（*Escherichia coli*）はグラム陰性菌で、ヒトの大腸（結腸）にも存在し、腸管常在細菌叢（normal flora）を形成する。大腸菌には多くの種類が有り、菌表面のリポ多糖（ＬＰＳ）の抗原構造の違いによってＯ１～１７３に、さらに鞭毛の抗原構造の違いによってＨ１～５６に分けられている。

ヒトの腸管感染症をひき起こす大腸菌群は、下痢原性大腸菌と総称され、五種類に分類される[1]。本稿では主に、腸管出血性大腸菌（enterohemorrhagic *E. coli*：ＥＨＥＣ）について述べる。マスコミの影響もあって、腸管出血性大腸菌（血清型Ｏ１５７：Ｈ７）は単にＯ１５７と呼ばれることが多い。一九九九年施行の「感染症の予防及び感染症の患者に対する医療に関する法律」では、ＥＨＥＣは三類に分類され、届け出、入院、就業の制限などが規定されている。

（一）特徴と歴史

ＥＨＥＣは、志賀赤痢菌の産生する毒素によく似たベロ毒素（ＶＴ[2]）を産生

（1）下痢原性大腸菌の分類
　腸管病原性大腸菌（EPEC; enteropathogenic *E. coli*）腸管組織侵入性大腸菌（EIEC; enteroinvasive *E. coli*）毒素原性大腸菌（ETEC; enterotoxigenic *E. coli*）腸管出血性大腸菌（EHEC）腸管凝集付着性大腸菌（EAggEC; enteroaggregative *E. coli*）

（2）verotoxin：ＶＴまたは 志賀様毒素：Shiga toxin と呼ばれる。このため、本毒素を産製する腸管出血性大腸菌は、ＶＴＥＣ（Vero toxin-producing *E.coli*）または、ＳＴＥＣ（Shiga-like toxin producing *E. coli*）とも呼ばれてきた。

する。歴史的には、腸管出血性大腸菌O157は一九八二年に米国において初めて食中毒原因菌として記載された。わが国では一九九〇年秋、浦和の幼稚園での集団食中毒原因菌として単離されたのが最初であり、それ以来ほぼ毎年この菌による集団・散発事例が発生している。一九九六年夏、大阪府堺市での世界最大のアウトブレイクとなった集団発生事例などはいまだに記憶に新しい。この年には日本全国で約一万人の患者が発生し十二名の犠牲者を出した。一般にはあまり知られていないが、腸管出血性大腸菌にはO26、O111、O128、O157など六〇種類以上のO血清型が存在し、そのうちO157：H7が全体の六〇～八〇%を占める。本感染症の特徴として、他の下痢原性大腸菌が主に発展途上国で問題となっているのに対し、EHECは主に欧米や日本など先進国で問題となる。

（二）臨床と治療

EHEC感染症は、五月から九月に患者が集中しやすく、一歳から五歳の子供での発生が多い。本感染症の臨床症状は、水様性・血性下痢（出血性大腸炎[3]）、溶血性尿毒症症候群（HUS）[4]、脳症[5]などが報告されている。EHEC感染症は合併症への進展を確実に阻止する治療法がないため、合併症発症の予防・軽症化が最も重要な目標となる。近年、VTに非常に親和性の高い糖類の合成の

（3）出血性大腸炎の潜伏期間は、二週間以内平均四～八日で、典型的には水様性下痢から始まり第二～三病日には鮮血を伴う血性の下痢となる。激しい腹痛を起こし、嘔吐を伴うこともあるが、高熱を伴うことはまれである。無症状の一過性排菌者も多くは一週間後には排菌しなくなる。

（4）hemolytic uremic syndrome：HUSといわれ、O157に伴ったHUSの場合、下痢開始後三～七日目に溶血性貧血（Hb10g/dl以下）、血小板減少（10万/ml以下）、急性腎不全（年齢相当の血清クレアチニンの一・五倍相当の値）を三主徴とするHUSが発症することがある。HUS発症率は一九九〇年浦和市（幼稚園児）ではEHEC感染者の八・〇%、一九九六年堺市（学童）では一・六%であった。

（5）EHEC感染によるHUS発症例の二〇～四〇%に痙攣、意識障害、記憶障害や片麻痺（脳血管障害）、失調、不随意運動、脳神経障害を伴った脳症を発症し、CT、MRI上、びまん性の脳浮腫や、微小脳梗塞、脳内出血を認めることもある。脳症の発症は女児に多いとの報告がある。脳症の発症が予後を左右することが多いが、HUSを伴わずに脳症を発症し死亡した症例も報告

報告や、ＤＮＡワクチンの開発が進むなどの治療法あるいは予防法の確立に向けた成果が報告されている。

(三) 病原因子

ＥＨＥＣが病原性を発揮するためには、少なくとも二種類の病原因子の関与が必要とされている。すなわち、ＥＨＥＣや病原性大腸菌（ＥＰＥＣ）に存在する腸管上皮細胞の定着に関する因子群、いま一つは前述のＶＴである。

[i] **定着**　ＥＨＥＣは、汚染された食物を介してヒトの消化管に侵入し、胃を通過し（耐酸性）、小腸を経由して上行性結腸にいたり、定着感染する。ＥＨＥＣの腸管細胞への定着機構は三段階[6]で進行すると考えられている。これらのことが感染初期の軟便や水様性下痢便をひき起こす原因となっている可能性がある。

[ii] **ＶＴ**　腸管に定着したＥＨＥＣは、ＶＴを産生、分泌する。ＶＴは大腸上皮細胞、腸管血管内皮細胞を障害し、出血性大腸炎をもたらす。ＨＵＳ、脳症発症機構は、循環血流中に乗ったＶＴがその受容体[7]の多く存在している腎臓や脳の毛細血管や糸球体の内皮細胞、尿細管細胞、神経細胞、ミエリン鞘を傷害することが主な原因とされている。

されていることから、脳症は必ずしもＨＵＳから二次的に発した合併症でなく、ＶＴによる直接的侵襲の結果であると予想されている。

（6）①ＥＨＥＣは何らかの機序で、大腸上皮細胞に初期定着する。②次に、いくつかの菌側のタンパクを宿主細胞に移入させることによって、宿主細胞の微絨毛の退縮や細胞の骨格タンパクの蓄積を促す。これらは、ＬＥＥ（locus of enterocyte effacement）領域と呼ばれる菌の染色体上に存在する遺伝子群によってコードされており、菌のタンパク分泌機構（type III secretion system）を通じて分泌される。③最終的には菌は宿主細胞膜に強固に結合し、A／E（attaching and effacing）lesionと呼ばれる特徴的な感染様式をひき起こす。

（7）宿主細胞表面の糖タンパク質Gb３（globotriaosylceramide）。

VTはAとBの二つのサブユニットタンパク質から構成され、Aサブユニットが毒素活性を担い、Bサブユニットが標的細胞上の受容体への結合能を有する。標的細胞上の受容体に結合したVTはエンドサイトーシス[8]によって細胞内に取り込まれる。細胞内でAサブユニットはホロ毒素から遊離し細胞質内に移行したのち、28Sリボソームに作用し、RNA *N*-グリコシダーゼ活性[9]を発揮してタンパク質合成阻害が起こり、細胞死が起こる。筆者らの研究室では、VTによって宿主細胞内でJNKが活性化されること[10]、VTには、タンパク質合成阻害作用以外にアポトーシス経路の活性化を起こすこと[11]などを報告した。

VTにはVT1とVT2とよばれる亜型があり、VT2にはさらに数種類の変異型が存在する。毒性においては大きな違いがあり、ヒトの腎臓血管内皮細胞に対する毒性はVT2がVT1より約千倍高く、マウスの腹腔内投与による致死活性においてもVT2がVT1より約三〇倍高い。この毒性の違いは標的細胞にある受容体Gb3に対するアフィニティーの違いとする報告もある。VT1とVT2はその分泌のされ方が異なり、VT2は菌体外に分泌されるが、VT1はペリプラズム[12]にとどまっている。菌株によってVT1あるいはVT2の一方しか産生しないもの、両方産生するものなどがあるが、一九九六年、堺市などで大流行した原因菌株はVT1、VT2の両産生性であった。

(四) 予防、他

EHEC感染症では感染菌量は約五〇～一〇〇個と非常に少ないため、家族内感染が多く認められる。汚染食品から食品への二次感染が起こらないように

(8) 細胞膜の陥入による小胞を介して、細胞外の種々の分子を取り込む機構。

(9) 配糖体あるいはオリゴ糖のグリコシド結合を加水分解する酵素をグリコシダーゼと呼ぶが、この場合はrRNAの*N*-グリコシド結合を切断する酵素。

(10) mkp-1 encoding mitogen-activated protein phosphatase 1, a verotoxin 1 responsive gene detected by differential display reverse transcription-PCR in Caco-2 cells. Kojima S, Yanagihara I, et al., *Infect. Immun.*, **68**, 2791-2796, 2000.

(11) Induction of apoptosis in human renal tubular epitherial cells by Escherichia coli verocytotoxin 1 in vitro. Kodama T, Nagayama K, et al., *Med. Microbiol. Immunol.*, **188**, 73-78, 1999.

(12) 菌細胞質膜と外膜の間の表層間隙。

注意する必要がある。ＥＨＥＣは、ウシやヒツジの腸管内に存在し、ウシの糞便中での検出率は諸外国で地域差があるものの数％〜二〇％とされている。しかし、ＥＨＥＣが加熱に弱いという性質は他の食中毒原因菌となんら変わらないので、予防の三原則[13]を守ることが非常に大切である。実際には、症状からＥＨＥＣ感染であることを早くから疑い、できる限り早く診断することがまず必要である。

(13) ①調理の際に十分に注意を払い、調理器具は煮沸消毒する、②生野菜など生で食べるものはよく水洗いをする、③手を石鹸でよく洗う、の三箇条。

（五）まとめ

大阪府堺市で分離されたＥＨＥＣ（Ｏ１５７：Ｈ７）の全ＤＮＡ塩基配列は、大阪大学微生物病研究所を中心として決定された。得られた遺伝情報を基に、今後のＥＨＥＣ制圧に向けて利用されることと期待される。

大阪は、腸炎ビブリオの発見の地であったり、Ｏ１５７の世界最大のアウトブレイクを起こしたり、低脂肪乳の食中毒を起こしたりと食中毒に関する話題にはこと欠かない。むしむしした暑い夏の盛り、あなた方の周りで食中毒菌がうようよと増殖しながら（？）あなたの体に入る機会をねらっているかもしれない。

B　腸炎ビブリオ

（一）大阪大学の研究者により発見された食中毒原因菌：腸炎ビブリオ

一九五〇年十月、大阪の泉南地方において大規模な集団食中毒事件が発生した。「シラス中毒事件[14]」と称されたこの事例では、患者数は二七二名、死者は二〇名におよんだ。この食中毒事件の原因追求を行った大阪大学微生物病研究所の藤野恒三郎博士らは、それまで知られていなかった新種の細菌を分離し、腸炎ビブリオ（*Vibrio parahaemolyticus*）が発見された。本菌はわが国の研究者によって発見された唯一の食中毒原因菌である。

腸炎ビブリオは長年日本において食中毒原因菌として事件数で上位を占めてきた（図1）。本菌は好塩性[15]の海洋細菌であり、海産魚介類の摂食による食中毒が多い。日本人は海産魚介類を好み、またとくに寿司や刺身など生のものを食する機会も多いことが、本菌による事例の多発の大きな理由と考えられる。日本だけでなく海外においても、アジアやアメリカを中心に多くの地域で腸炎ビブリオの分離例や感染例が報告されており、世界的に分布する病原菌である。

（二）臨床症状

腸炎ビブリオ感染症における臨床症状は下痢、腹痛、発熱、悪心などの急性

(14) シラス干しを原因とする食中毒であったので、このように称された。

(15) 食塩にして約一～二％程度以上の塩濃度の環境で最も速やかに増殖する性質。

胃腸炎が主である。下痢は大半が水様性であるが、ときに粘液や血液の混入した便もみられる。潜伏期間は四～二八時間と比較的短い。一般に下痢、嘔吐が激しいので、脱水症状がある場合には輸液療法などによる水分補給が必要である。腸炎ビブリオによる腸管感染症はほとんどは数日で回復するが、ごくまれに死亡例を含む激しい症状がみられることがあり、注意が必要である。また、症例は少ないものの敗血症や創傷感染などの腸管外感染症も報告されている。

(三) 予防法

腸炎ビブリオによる食中毒発症には、多数の菌量（10^7～10^9個）が生きた状態で口からヒトの体内に入ることが必要であり、ボツリヌス菌や黄色ブドウ球菌などのように食品中で産生された毒素だけで病気を起こすことはない。したがって、原因となる食品を口にする際に生きた状態の腸炎ビブリオがいない（あるいは十分に少ない）状態にすることがなによりの予防法となる。このためのもっとも有効な手段は、食品を加熱処理することにより病原菌を殺すことである。腸炎ビブリオは熱に弱いので、適切な加熱処

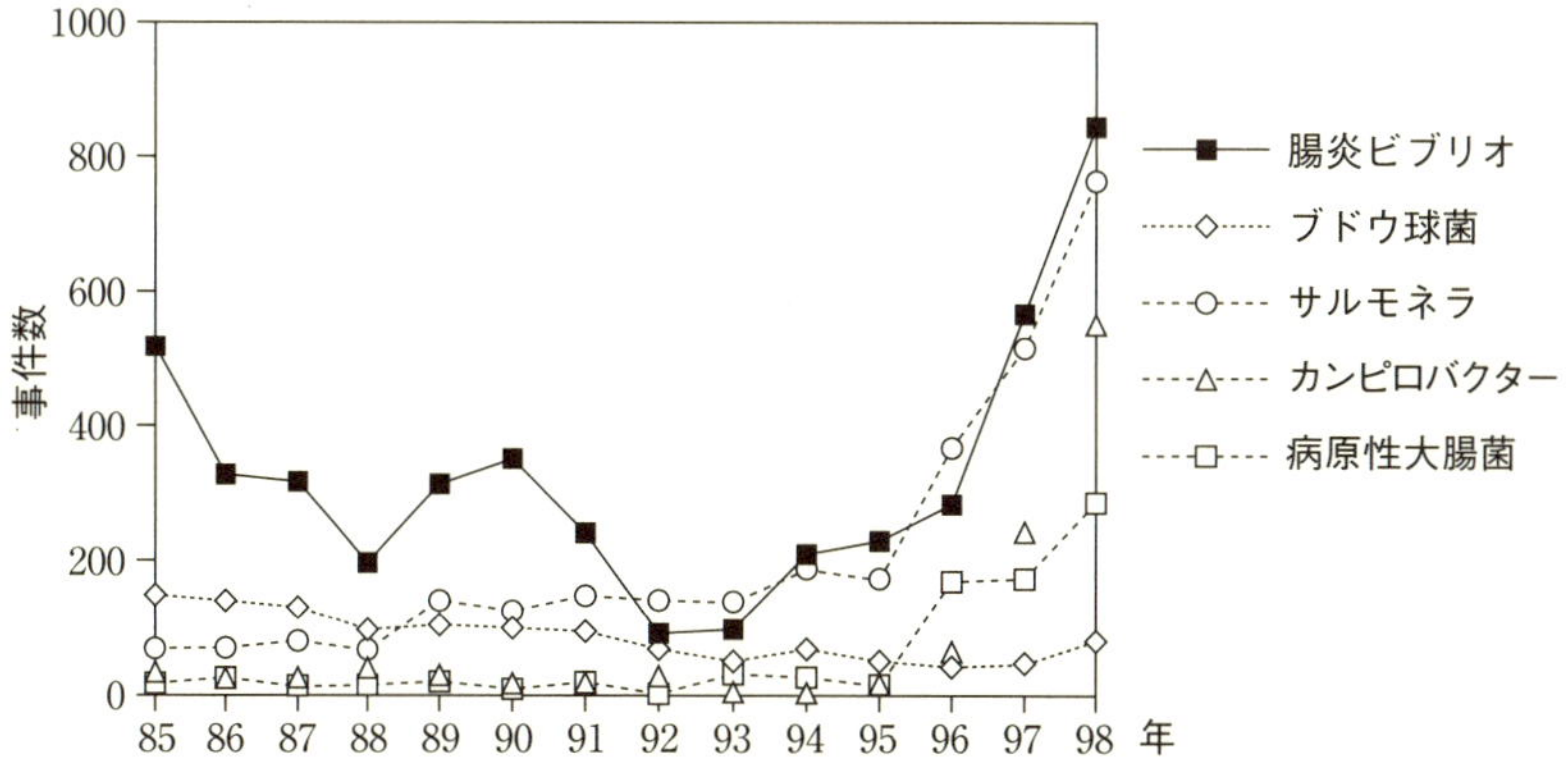

図1　原因別食中毒事件数の年次推移

［出典：厚生省生活衛生局食品保健課『食中毒統計』］

理を行えば食品中の菌量を確実に減少させることができる。

しかし、魚介類の刺身のように、食品によっては加熱処理ができないものもある。これらの食品についてはあらかじめ腸炎ビブリオが付着しているものと考え、菌を増やさないことが大切となる。刺身に使う魚など生で食べる食材は新鮮なものを用いることはもちろんであるし、保存も厳密な低温管理が必要である。また、一度食卓に出されたものは、気温の高い時期には急速に菌が増殖する可能性を考慮し、できるだけ早く食べることが望まれる。

さらに気をつけるべきことは二次汚染の問題である。腸炎ビブリオで汚染された海産魚介類を調理したまな板、包丁、手などをそのまま用いてサラダ用の野菜や調理（加熱）済みの他の食品などを扱うことにより二次汚染が起こり、予想しなかった食品が食中毒の原因となることも多い。調理過程での注意が腸炎ビブリオ食中毒の防止につながる。

（四）腸炎ビブリオの病原性

腸炎ビブリオを我妻培地[16]上に増殖させると、溶血を示す菌と示さない菌の二種類に大別される。この現象は「神奈川現象[17]」と呼ばれる。多くの疫学調査の結果、患者由来腸炎ビブリオのほとんどは神奈川現象陽性であるのに対し、海水や魚介類などから分離される環境由来株のほとんどは陰性を示し、神奈川現

（16）ウサギやヒト赤血球を加えた特殊な血液寒天平板培地。

（17）この現象を発見した神奈川県衛生研究所にちなんで、このように呼ばれている。

象として観察される溶血活性が腸炎ビブリオの病原性に重要なかかわりを有していると考えられてきた。耐熱性溶血毒（ＴＤＨ）[18]は神奈川現象の原因物質として同定されたタンパク性の溶血毒であり、腸炎ビブリオによる下痢発症に関与していると考えられている。しかし、一九八五年、大阪空港検疫所において、神奈川現象陰性腸炎ビブリオによると考えられる下痢症例がモルジブ帰りの旅行者に集中して見られた。患者より分離された腸炎ビブリオ菌株の解析の結果、分離菌株はＴＤＨは産生しないものの、ＴＤＨとよく似た溶血毒を産生することが明らかになり、この新しく発見された溶血毒はＴＲＨ[19]と名付けられた。現在では、ＴＤＨまたはＴＲＨのどちらかを産生（または遺伝子を保有）する腸炎ビブリオがヒトに病原性をもつものと認識されている。

最近、さまざまな病原菌において、たくさんの病原因子遺伝子がゲノム上の狭い部分に局在[20]していることがわかってきており、pathogenicity island[21]と呼ばれている。腸炎ビブリオのＴＤＨやＴＲＨ遺伝子の周りにもこのような現象が起きているようであり、今後この領域を調べていくことで、腸炎ビブリオの病原性に関与する未知の因子が発見されてくる可能性がある。

（五）O3：K6の流行とファージ

一九九六年以降、東南アジアおよび日本の食中毒患者より分離される腸炎ビブリオにおいては、Ｏ３：Ｋ６血清型[22]が高頻度に分離されている。また、イン

（18）thermostable direct hemolysin。

（19）TDH-related hemolysin。

（20）数十kb程度のＤＮＡ領域に集中して存在していることが多い。

（21）「病原性の島」の意。

（22）特異抗体を用いて細菌菌体表面の抗原構造の違いを検出し、同種の細菌を細かく分類する際に用いられる亜型を血清型という。ここでOはO抗原（リポ多糖）、KはK抗原（莢膜）の構造の違いを示している。

ドや米国東海岸といったこれまで腸炎ビブリオ感染症の少なかった地域においてもその症例が急増しているが、分離株の多くはO３：K６血清型菌である。一つの血清型の腸炎ビブリオがこれほどの流行を見せたことはこれまでにない。

われわれはこのO３：K６血清型の腸炎ビブリオが従来の腸炎ビブリオとは異なり、流行性にかかわる未知の因子を有しているのではないかと考え解析を行った結果、O３：K６株に特異的に存在するファージ[23]f２３７を見出した。f２３７は径八nm、長さ二・五μmの繊維状ファージであり、そのゲノムの遺伝子構成はコレラ菌に感染するファージであるCTXφと類似していた。近年、コレラ毒素遺伝子を保有するCTXφや腸管出血性大腸菌のベロ毒素遺伝子を運ぶファージなど、細菌の病原性に関与するファージが注目されている。現在、O３：K６血清型腸炎ビブリオの流行性にf２３７がなんらかの関与をしている可能性について検討を行っている。

（六）二つの環状染色体よりなる腸炎ビブリオのゲノム

一般に細菌の染色体[24]は一個の環状DNAからなると考えられている。しかしながら、われわれが腸炎ビブリオの染色体について調べた結果、腸炎ビブリオの染色体は三・二Mb[25]と一・九Mbの二つの環状DNAからなるという、細菌の染色体としてはユニークな構造をもつことが明らかになった（図2）。このようなユニークなゲノム構造をもつ細菌はこれまでに数種報告されているのみであり、腸炎ビブリオがどのようにして二つの染色体をもつようになったのかとい

（23）細菌を宿主とするウイルスのこと。

（24）元来は細胞学上の用語で、動植物細胞が有糸分裂する際に出現し、塩基性色素で濃染される棒状の構造をさすが、細菌においては細胞の増殖や維持に必要なほとんどの遺伝子をもつDNA分子を指す。プラスミドなどの染色体外遺伝因子に対する言葉。

（25）1Mb＝10^6bp。bpは塩基対（DNAの基本単位）の数を表すときの単位。

う進化の面や、細胞分裂の際に二つの染色体がそれぞれどのように娘細胞へ分配されるのか、などの点で興味がもたれる。

なお、腸炎ビブリオについては現在ゲノムプロジェクトが進行中であり、近いうちに全ゲノム配列が明らかになるものと思われる。

C　百日咳菌

(一)　百日咳とは

百日咳は百日咳菌の感染によって起こる呼吸器系の伝染病である。感染初期には風邪のような症状を示し、一〜二週間後には特徴的な痙攣性の咳発作が起こる。「コン、コン、コン」と連続して五〜一〇回ほど咳を続けたかと思うと、つぎに「ヒュー」という笛を吹いたような音を立てて息を鋭く吸う。これを繰り返すのである。このときに顔面が紅潮し、瞼が充血したり腫れたりする、いわゆる「百日咳顔貌」になる。この咳発作は三〜四週間で徐々に治まり回復に向かうが、ときとして百日以上も続くことがあるので「百日咳」の名が付いた。

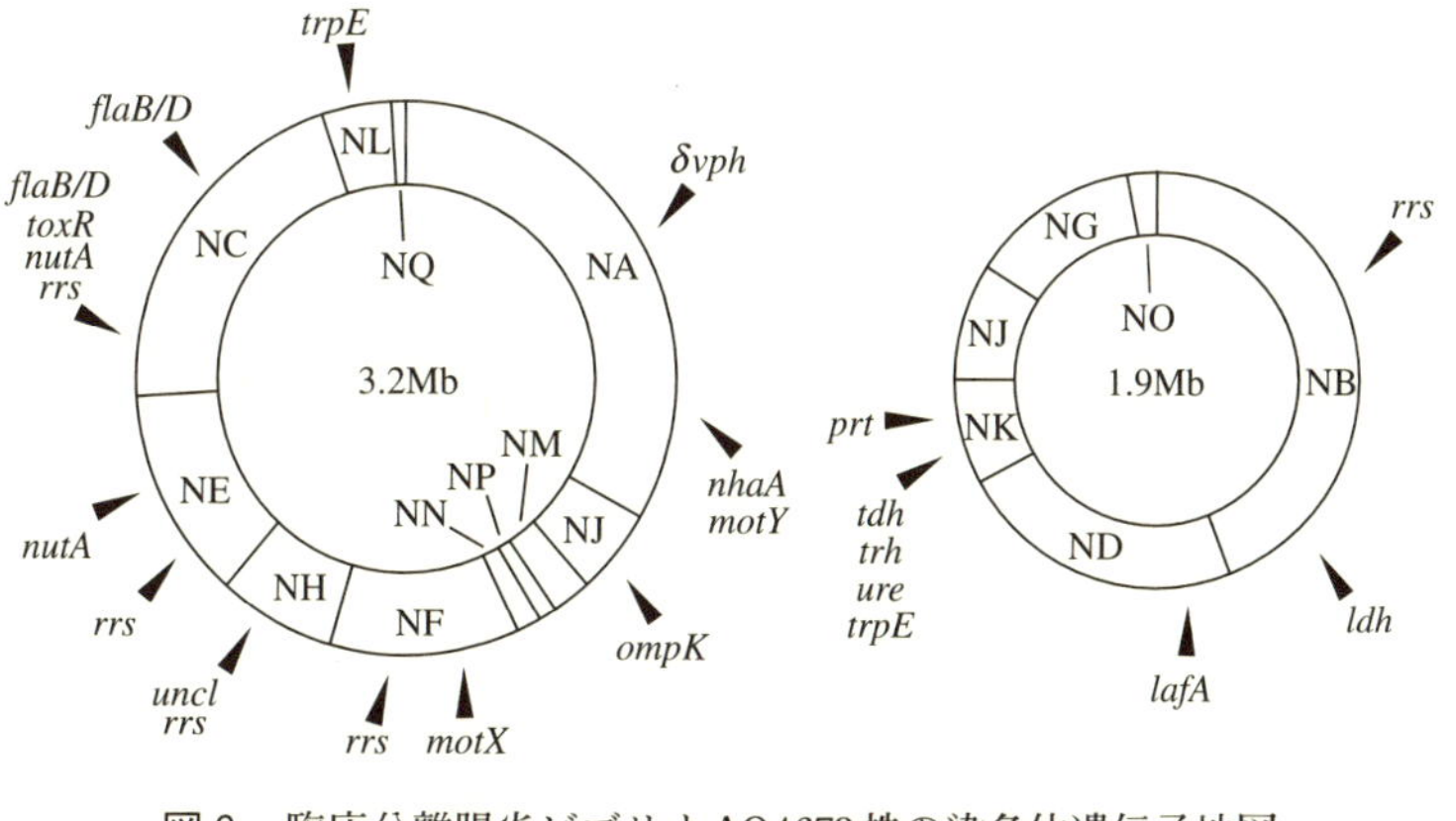

図2　臨床分離腸炎ビブリオAQ4673株の染色体遺伝子地図

腸炎ビブリオの染色体は二つの環状DNAからなっている.

わが国の百日咳届出件数は一九四七～五〇年頃には毎年一〇万件以上あり、死亡件数は約一万件であった。一九五五年以降に百日咳菌体を使ったワクチンが開発・製造されはじめ、百日咳患者の届出数は漸減した。しかし、一九七〇年代にこの全菌体百日咳ワクチン[26]の中枢神経系への副反応が問題となり、ワクチン接種が一時中断された時期がある。このあと全国で百日咳が流行するのだが、百日咳菌の成分を抽出して抗原とした、副反応のない優秀な無菌体百日咳ワクチン[27]が開発されて、この流行も終息を見る。

現在、このワクチンはジフテリア、破傷風のワクチンとともに三種混合ワクチンとして予防接種法に基づいて乳幼児期から就学時までに接種されている。一九九三年の記録では百日咳の届出患者数は一三一、死亡数は一にまで減少している。このことは、百日咳という病気が予防接種によって容易に防御し得る病気であることを示している。いずれ、予防接種の徹底によって百日咳は過去の病気となる、と一時は期待されたが、現実はそう簡単ではなかったようである。このことについては本題のおわりで書くが、その前に百日咳菌という細菌について紹介したい。

(二) 百日咳菌の病原因子

百日咳菌は幅〇・五µm[28]、長さ一µm程度の、カイコの繭のようなかたちをした

(26) 細菌全体を不活化して作製したワクチン。

(27) 細菌から抽出した必要成分のみで作製したワクチン。

(28) 一µmは一mmの千分の一。

細菌である。この細菌はいわば病原性スイッチとも呼ぶべき装置をもっており、周囲の環境に応じて病原性を変化させることができる。たとえば、ヒトの体外にあって周囲の温度が低いとき、百日咳菌は病原性因子を産生しない。この状態の百日咳菌は、栄養の乏しい環境でも増殖することができる。菌は保菌者からの咳や痰などの飛沫を介して健常人に感染する。こうしてヒトの体内に侵入し周囲の温度が三七℃に近くなると菌はこれを感知して病原性スイッチがオンになり、表1に示すような病原因子を産生するようになる。

このように、菌は外環境にあって利用できる栄養が極度に乏しいときに、不必要な病原因子の産生を控えることによりエネルギー消費を最少限に抑えてじっと感染機会をうかがい、ひとたび感染するとそこでの生育環境を整えるために病原因子を効率よく産生しはじめるのである。

体内に侵入した百日咳菌が産生する多種類の病原因子のうち、病原性スイッチがオンになってすぐに産生されるパータクチン、繊維状赤血球凝集素（ＦＨＡ）、線毛[29]などは、菌が上気道表面にある繊毛[30]に付着するときにはたらく付着因子である。これに続いて百日咳菌はさらに百日咳毒素[31]、易熱性壊死毒素などのタンパク毒素を産生する。百日咳毒素とＦＨＡは先に述べた改良無菌体百日咳ワクチンの主要成分である。とくに、菌体から抽出した成分で百日咳を防御するという発想を育んだのは百日咳毒素を材料に

表1　百日咳菌の病原因子と感染における役割

病原因子	感染における役割など
繊維状赤血球凝集素（FHA）	宿主の上皮細胞への付着に関与．赤血球を凝集させる．主要な防御抗原で，ワクチンの主要成分．
パータクチン	上皮細胞への付着に関与．防御抗原．
線毛	上皮細胞への付着に関与．
百日咳毒素	付着に関与するほか，百日咳における低血糖症，白血球増多症の原因．主要防御抗原．
易熱性壊死毒素	強い致死活性をもつ．百日咳という病気への役割は不明．
アデニル酸シクラーゼ毒素	溶血．食細胞の機能を低下させる．
気管細胞毒	エンドトキシンと協力して気管繊毛上皮細胞に障害を与える．
エンドトキシン	気管細胞毒と協力して気管繊毛上皮細胞に障害を与える．

用いた研究成果[32]によるところが大きい。わが国の無菌体ワクチンに含まれる百日咳毒素やＦＨＡに加えて、さらにパータクチンも宿主に免疫を賦与する抗原性の高い成分である。

百日咳菌の病原因子の中には先に述べたスイッチ機構によって発現が調節されているもの以外に、菌体構成成分由来の気管細胞毒とエンドトキシン[33]がある。このふたつの病原因子については、百日咳の症状との関係が最近のすぐれた研究によって比較的上手く説明されている（図３）。

気管上皮の表面には細かな多数の繊毛をもった繊毛細胞と粘液を産生する分泌細胞がある。繊毛は絶えず波状に運動しており、外からの異物や分泌細胞からの粘液をスムーズに排除するようにはたらいている。百日咳菌は気道内に侵入すると繊毛細胞の繊毛に付着し、ここで気管細胞毒とエンドトキシンを遊離させる。これらの病原因子の作用によって分泌細胞は一酸化窒素を産生するようになる。この一酸化窒素が繊毛細胞にダメージを与える。通常、このような繊毛細胞は新しい細胞と二、三日で入れ替わるのだが、気管細胞毒とエンドトキシンの刺激を受けた分泌細胞は無傷のまま一酸化窒素を産生し続けて繊毛細胞の新生回復を容易に許さない。このため、分泌細胞からの粘液を排出するために、咳発作が頻繁にしかも長期間起こるというのである。この説明は一見すると当を得ているように見える。しかし、菌体の構成成分である気管細胞毒とエンドトキシンは菌の消失と共に供給源が絶たれるはずであり、さらに一酸化窒素は拡散性であるため作用持続時間がきわめて短いにもかかわらず、実際の百日咳においては菌が排除されたあと何日も咳が続くことから、筆者はこれ以外の未知

(29) 細菌の菌体から外側に向かってのびている毛様の構造体。

(30) 気管などの内腔の粘膜上皮にある毛様の構造体。

(31) 百日咳毒素は赤血球凝集作用、白血球増多作用、インシュリン分泌応答増強作用、血管透過性亢進作用など、実に多彩な生物活性をもっている。

(32) この研究成果は日本の研究者が中心になって行った。

(33) ある種の細菌の表層に共通して存在する、毒素としてはたらく分子。

の機構も咳発作に関与していると考えている。

(三) 百日咳菌の生き残り戦略

さて、冒頭の話題に戻る。すぐれたワクチンのおかげで百日咳は過去の病気になると一時は考えられていた。ところが最近、オーストラリア、カナダ、オランダ、アメリカなどにおいて百日咳患者の不可解な増加が報告されている。たとえば、オランダでは一九八九年~一九九五年の期間に報告された患者数は年間一六四~五三六例であったが、一九九六年には二七七一例に達した。罹患者の百日咳ワクチン歴を調査したところ、患者はワクチンの接種・非接種にかかわらず発生していることがわかった。同じ一九九六年にアメリカのバーモント州でも、高い予防接種率にもかかわらず百日咳の集団発生が報告された。この集団発生ではワクチン歴が判明している七~十八歳の患者一五五例のうち、一〇六例（六八％）が百日咳を含むワクチンを四回以上接種していた。さらに一九九八年にはユタ州

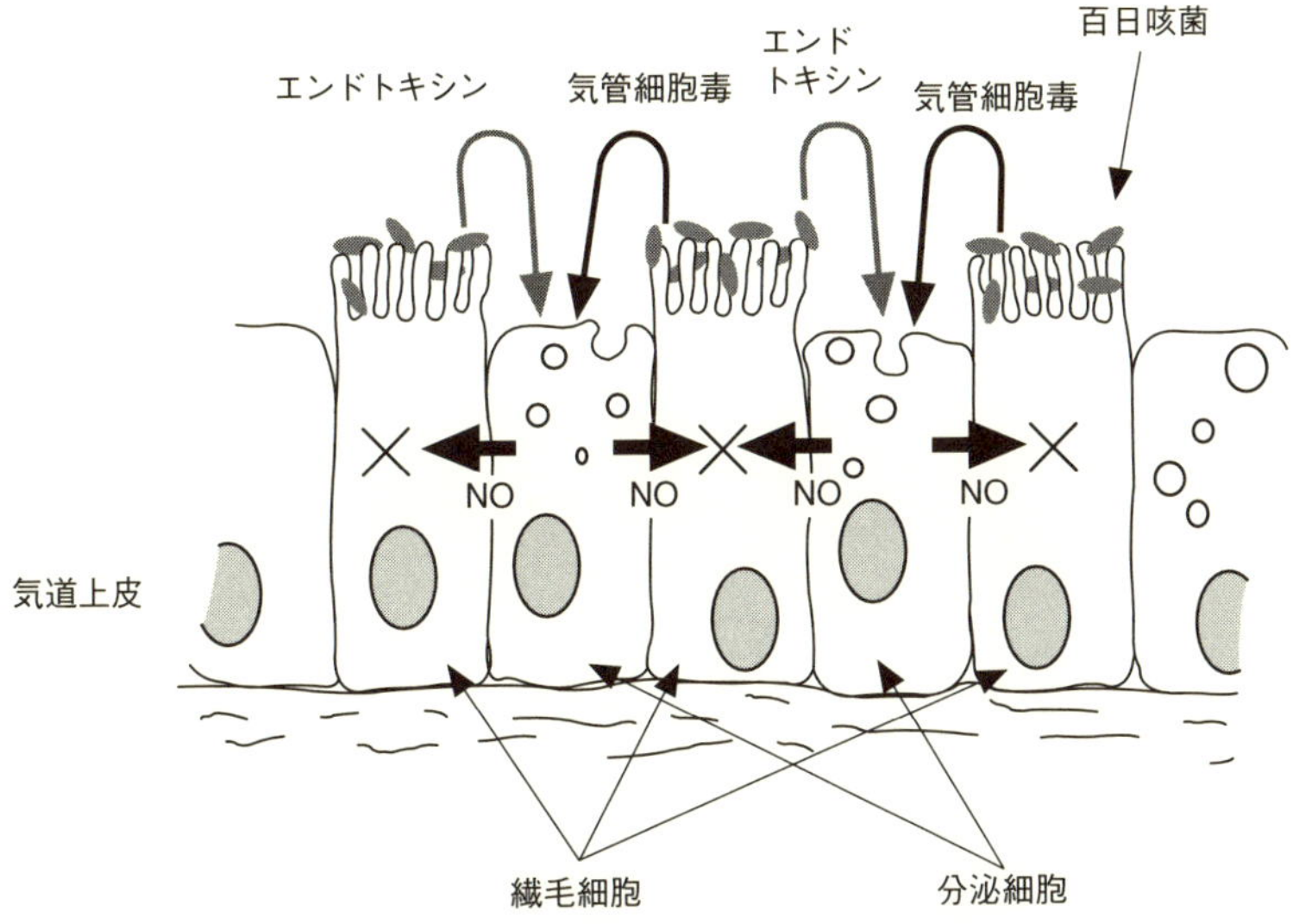

図3　百日咳菌による繊毛細胞の破壊構造

でも百日咳の流行が報告された。この再流行の原因は一体どこにあるのだろうか？

実は、百日咳ワクチンは終生にわたって百日咳の感染を防いでくれるわけではなく、ある程度年月を経るとワクチンによって得た防御能は低下する。このような年長児や成人は百日咳に罹る。この場合、咳が長引く程度の軽い風邪のような症状で経過するため見過ごされることが多く、予後も良好なので臨床的には問題とならない。問題は、このような年長の罹患者が乳幼児への感染源になる、ということである。実際、今回の流行でもこの問題が指摘されている。しかし、これだけではワクチン接種歴にかかわらない流行の説明にはならない。実は、われわれにとってさらに深刻な事態を示す報告がある。

最近オランダの研究グループが百日咳菌の主要防御抗原と百日咳の再流行との関係について、衝撃的な発表をした。近年流行する百日咳菌の抗原性と、ワクチンの主要成分である百日咳毒素やパータクチンの抗原性[34]がいつの間にか一致しなくなっているというのである。ワクチンと抗原性の違う菌の感染は、もちろんワクチン接種しても防御できない。つまり、少なくともオランダでは現行のワクチンが百日咳感染に対して無効になってしまったというのである。これが今回の大流行の原因のひとつであるらしい。他の地域でも同じことが起こっているのかどうかについては、関係機関の調査報告を待たねばならない。

(34) 生体は細菌などの寄生体側にある特徴を認識して免疫機構をはたらかせる。この免疫機構が認識する特徴を抗原性と呼ぶ。

まとめ

百日咳菌は多彩な病原因子を駆使して病気を起こす。これに対してわれわれはまだ百日咳の発病メカニズムの全貌を理解しているわけではない。一方、抗生剤の濫用から生じた耐性菌問題が種々の細菌感染症においてかまびすしいが、ここに書いたように百日咳菌においてはワクチンに対する耐性菌が生まれつつある。人類は抗生剤とワクチンの使用をもって病原性細菌に勝利してきたが、その一方で個々の細菌感染症の成立機序の解析についてあまりに無頓着にすぎた。ワクチンと抗生剤、その両方の武器が無効になったときにわれわれは一体どうするのであろうか？　新たな対抗策を見出すために、いまこそ個々の細菌の病原性の意味を理解する努力をしなければならない、と筆者は思う。

D　赤痢菌

(一) 赤痢菌の発見と現況

赤痢菌は約一〇〇年前に志賀潔により赤痢患者より発見され、世界に先駆け発表された。[35] この栄誉により、赤痢菌の属名には志賀の名が冠され、Shigella と命名された。この前年の明治三〇年はわが国では赤痢が大流行し、同年九月

(35) Zentralblatt fur Bakteriologie, Parasitenkunde u. *Infektionskrankheiten*, 23, 599-600 (1889) に発表された。

二十五日発行の細菌学雑誌によると、九月二十日までに全国の赤痢患者数は五万六三四一人にのぼり、そのうち一万一八三一人が亡くなっている。ちなみに、大阪では九二三人の赤痢患者があり、一四四人の死亡が記録されている。情報網の乏しい当時の社会では、実際の赤痢患者はさらに多かったのではないかと推定される。細菌性赤痢の死亡率は一般に一五～二〇％と高く、その脅威はわが国でも戦後しばらく続き、一九六〇年初頭からの抗生物質の普及と衛生環境の改善により、やっと終焉を迎えた。

現在、わが国では細菌性赤痢は輸入感染症として年間一〇〇〇例にまでに激減し、制圧されたが、一方、開発途上国ではいまもその状況は変わっていない。一九九八年のWHOの統計によれば、世界中の細菌性赤痢の羅患数は年間一億六千万人に達し、下痢症による死亡者二一〇万人の約半数が細菌性赤痢で命を落としている。その主な犠牲者は開発途上国の五歳以下の乳幼児である。近年の多剤耐性赤痢菌の蔓延とともに、さらに小児に安全な弱毒赤痢ワクチンの開発もまだ困難な状況にあり、赤痢菌発見から一世紀を経た今日も、地球規模ではなお細菌性赤痢の脅威は去っていない。

(二) 赤痢菌の大腸粘膜への感染と炎症

赤痢患者の腸管、特に大腸と直腸粘膜には強い炎症を伴う潰瘍と出血性の病

(36) 腸管上皮細胞のひとつ。腸管は、絨毛をもつ腸管円柱上皮細胞が大部分であるが、M細胞はこれらの細胞の中に少数の絨毛をもたない細胞として存在し、その直下にはリンパ濾胞が存在する。抗原の取り込みなど、腸管粘膜免疫系の一役を担っている。

(37) 生体内でつくられ、白血球の活性化作用をもつ塩基性・ヘパリン結合性タンパクの総称。ケモカイン受容体を介して、生体防御のほか、生殖、発生、細胞死などに関与する。

変が見られ、また上皮細胞の中に菌が感染しているのが認められる。しかし赤痢菌の大腸粘膜への感染は複雑で、菌は上皮細胞の間に散在するM細胞[36]と呼ばれる特殊な機能をもつ細胞へまず侵入する（図4）。次にその直下にいるマクロファージと呼ばれる食細胞へ侵入する。赤痢菌はその中で増殖しながら最終的にマクロファージを破壊して細胞の外へ逃れる。赤痢菌は直ちに周囲の上皮細胞の側底面から細胞内へ侵入し、細胞の中で増殖しながら、さらに周囲の上皮細胞へ次々と感染を広げてゆく。赤痢菌がマクロファージや上皮細胞へ侵入すると、細胞からケモカイン[37]という炎症を誘導する物質が多量に分泌され、その結果、腸管に炎症性の激しい下痢がひき起こされる。これが細菌性赤痢に特徴的な粘血性下痢の起こる原因である。

（三）赤痢菌の毒針（タイプⅢ分泌装置）（図5）

赤痢菌の表面には注射針様のタンパク質分泌装置（タイプⅢ分泌装置という）が数十個あり、この針を通じて数種類のタンパク質（エフェクターという）が菌から宿主細胞

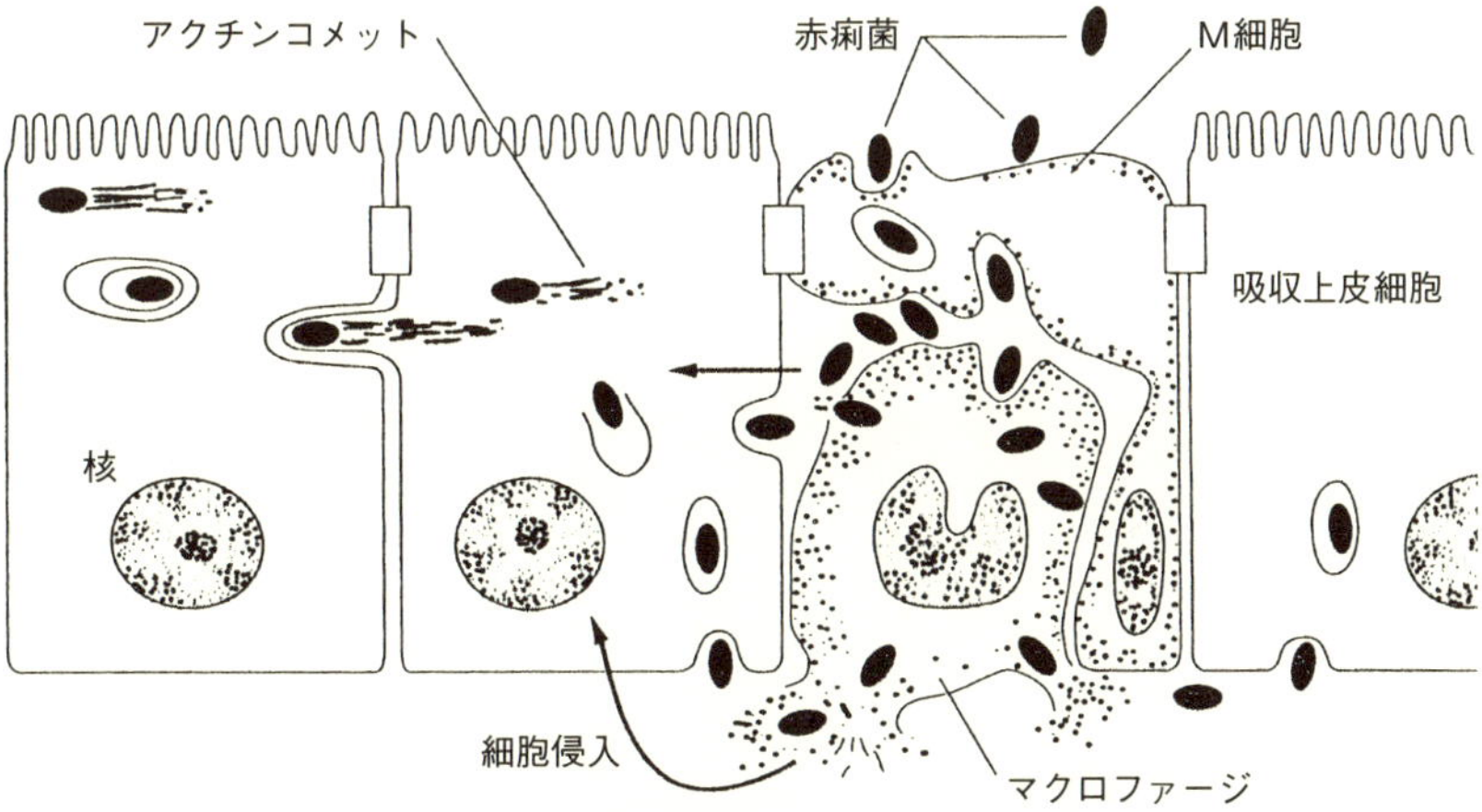

図4　赤痢菌の腸粘膜上皮細胞への感染様式とアクチン重合を利用した細胞間拡散
［詳細は Sansonetti, Phalipon, seminars in Immunology, 111, 193-203（1999）を参照］

内へ分泌される。エフェクターは細胞の高次構造機能にさまざまに影響して、細胞骨格タンパク質の大規模な再構成を伴う貪食を誘導する。タイプⅢ分泌装置は赤痢菌に固有のものではなく、O157、サルモネラ、緑膿菌をはじめとする多くのグラム陰性病原細菌にもあり、いずれも感染に必要な一群のエフェクターを分泌する。タイプⅢ分泌装置の構造とそれをコードしている遺伝子群は、菌の種類を超えて高度に保存されている。興味深いことには、この装置は細菌のべん毛の分泌装置と多くの点で共通性がある。これらの理由から、タイプⅢ分泌装置はべん毛タンパク質の分泌装置をコードする遺伝子から進化してきたのではないかと推定されている。タイプⅢ分泌装置は多くの病原細菌にあって感染に不可欠な装置であるので、その機能を特異的に阻害する薬を作り出すことができれば、抗生物質に代わる手段として利用できるかもしれない。

(四) 赤痢菌の細胞内運動とアクチン重合

細胞へ侵入した直後の赤痢菌はファゴゾーム膜[38]に囲まれている。しかし菌が分泌するエフェクターによりその膜は溶かされ、赤痢菌は容易に細胞質へ離脱する。赤痢菌は運動に必要なべん毛をもたない。しかしいったん上皮細胞へ入ると活発に運動しながら周囲の上皮細胞へ次つぎと感染を拡大する(図4)。細胞内で赤痢菌が活発な運動性を示すことは、一九六八年に国立予衛生研究所

(38) 貪食空砲のこと。細胞の貪食作用によって形成される直経約〇・五マイクロメートルの小胞構造物。

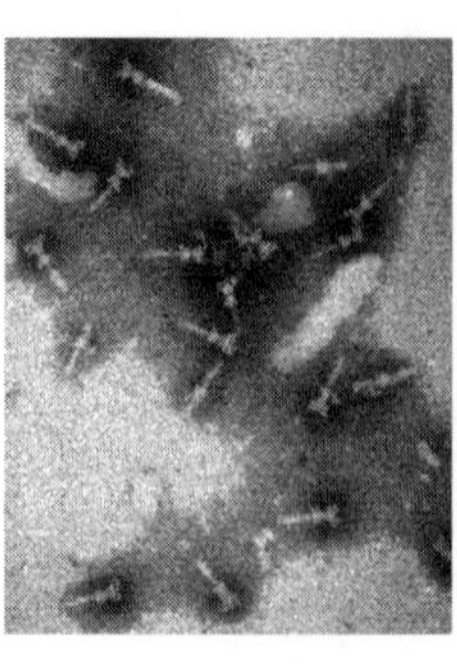

図5　赤痢菌より分離精製したタイプⅢ分泌装置の電子顕微鏡写真

（現国立感染症研究所）の小川博士らにより発見されたが、その動く仕組みは最近まで不明であった。赤痢菌の細胞内での運動は、菌体の一極でアクチンを重合することにより行なわれる。赤痢菌はこのアクチン重合に必要な一群の宿主タンパク質を菌体の一極に集めることができる。この役割を担うのが菌の外膜に発現しているVirGと呼ばれるタンパク質である。理由はまだ不明だが、VirGは菌体一極へ凝集する性質がある。著者らによってVirGはN-WASPと呼ばれる宿主タンパク質と直接結合することが発見された。N-WASPはヒトの伴性劣勢遺伝子疾患のひとつWiskott-Aldrich syndromeの原因遺伝子産物であるWASPファミリーの一員であり、上皮細胞を含む多くの組織に豊富に存在する。N-WASP自身にはアクチン重合活性はないが、N-WASPはアクチン重合を直接行なうことができるArp2/3と呼ばれる複合タンパク質と結合する。実際に上皮細胞内で活発に運動している赤痢菌の一極で形成されたコメット状のアクチン繊維の基部（菌体の表面に近い部分）には、VirG-N-WASP-Arp2/3の三種のタンパク質が局在しているのが免疫蛍光顕微鏡により確認されている。興味あることには、赤痢菌から形成されたアクチン繊維は樹状構造をしている。この樹状アクチンは動物細胞の葉状突起を形成するときにも特徴的なアクチン構造として知られている。実際にそこで見られる樹状のアクチンネットワークは、赤痢菌の場合と同様に、N-WASPとArp2/3により作られることが最近明らかにされた。すなわち、赤痢菌は宿主細胞の葉状突起に見られるアクチン重合化反応を擬態して上皮細胞内で運動を行なっていると考えられている。また赤痢菌はこの運動によって隣接細胞へも拡散するので（図4）、赤痢菌によるアクチン重合は腸の上皮細胞を水平に感染するときに重要となる。

まとめ

赤痢菌の細胞侵入と細胞内運動は粘膜感染を成立させるうえで重要な機能であり、いずれも菌が宿主のアクチン再構成と細胞高次運動にかかわる機能を巧みに利用しているところが特徴といえる。このような細菌のすぐれた能力は他の病原細菌においても例外ではなく、いずれも高度に進化したビルレンス因子を備え、標的細胞や感染ルートに応じて必要な機能を宿主細胞から誘導することができることが知られている。このような細菌の機能を詳しく調べることは、病原細菌の感染と発症機構そのものの理解に役立つばかりではなく、感染を阻止・制御する薬の開発、あるいはワクチンや感染モデル動物の開発などにも貴重な示唆を与えてくれる。したがって、二十一世紀の感染症に立ち向かうためには、この方面の研究基盤をさらに強固なものにすることが重要である。

E　ジフテリア

(一) 感染症研究のトップランナー

病原細菌が人間に感染すると、なぜ病気が起こるのか？　十九世紀の終わりまで、その理由は知られていなかった。病気を起こす原因の多くが、病原菌が出す毒素によっていることは、いまではよく知られたことである。しかし、一八八八年にパストゥール研究所のルーが、ジフテリア菌を培養した後の濾過液をウサギやモルモットに注射すると、ジフテリア菌を植え付けられた動物と同じような症状で死んでいくことを見つけるまで、細菌毒素という概念は存在しなかった。細菌毒素[39]の最初の発見である。さらに、この発見から一〇年ほど後、今度はドイツのベーリングが、一度ジフテリアにかかって生き残った動物の血清の中に、ジフテリア毒素を中和するものが含まれていることを見出した。抗毒素[40]の発見である。当時、ドイツやフランスではジフテリアが大流行していた時代である。これら二つの発見は、これまでなすすべのなかったジフテリアに初めて近代的な治療の道が開かれると同時に、医学が細菌感染症の理解と克服へ新しい道を歩みだした大きな一歩であった。

以来、ジフテリアとジフテリア毒素の研究は、細菌学のトップランナーとし

(39) 病原性のある細菌が作る毒活性をもつ物質。リポポリサッカライド（LPS内毒素）とタンパク質からなる外毒素とに分けて考えられる。ジフテリア毒素は後者の代表的な例のひとつ。

(40) (細菌) 毒素に対する抗体のこと。多くは毒素の作用を中和する。

て研究が進められてきて、その研究成果は他の細菌毒素の研究に大きな影響を与えてきた。最近はこれまでの蓄積を活かして、ジフテリア毒素を医学や生命科学を研究するためのツールとして利用することも、積極的に行われている。

(二) ジフテリアの治療と予防

ジフテリアはジフテリア菌(*Corynebacterium diphtheriae*)によってひき起こされる急性の感染症である。ジフテリア菌は、グラム陽性桿菌と呼ばれる仲間に入る。人の喉や気管など、限られた場所に張りついて増殖し、そこに特徴的な白い膜(偽膜[41])を形成する。ジフテリア菌はそこで大量の毒素(ジフテリア毒素)を産生し、この毒素が血管を通って身体中に回り、全身の組織を障害する。

ジフテリアで見られる臨床症状のほとんどすべてはジフテリア毒素によってひき起こされるものである。したがって治療は、毒素を中和するための抗ジフテリア毒素抗体の投与と、ジフテリア菌の増殖を抑える抗生物質の併用で対処するのが一般的である。治療が早いと、ほとんど後遺症なしに全快するが、場合によっては心筋や神経が冒され、回復期、あるいは回復後に心不全による突然死を起こすこともある。

以前、ジフテリアは小児の主要な死亡原因のひとつであった。しかし、予防接種の普及によって、少なくともわが国において、近年はほとんど発生してい

(41) 壊死に陥った粘膜にフィブリンや白血球浸潤が加わり、一見膜様に見えることからつけられた名前。ジフテリアでは咽頭や気管、鼻腔などに発生することがある。

ない。予防接種を確実に行っている限り、今後も大流行することはないと思われるが、旧ソビエト連邦では数年前に大流行があり、予防接種を怠るとわが国でも再び流行するおそれがある。日本では予防接種は三種混合ワクチン（ジフテリア、破傷風、百日咳）として接種される。

（三）ジフテリア毒素

多くの子どもの命を奪ったジフテリア毒素も、生化学的に見るならばタンパク質の一種である。五三五個のアミノ酸からなるこのタンパク質の、前から三分の一はフラグメントAと呼ばれ、残りの部分はフラグメントBとよばれる。ジフテリア毒素の毒性はフラグメントA部分にある。フラグメントBには、細胞に結合し、フラグメントAを細胞内に送り込む作用がある。どちらのフラグメントも単独では毒性を示さないが、フラグメントAを人為的に細胞質内に注入すると細胞は死んでしまう。

ジフテリア毒素の細胞致死作用は、フラグメントAが細胞内のＥＦ-２[42]という酵素を失活させるはたらきによる[43]。ＥＦ-２が失活すると、細胞はタンパク質を合成できなくなり、結果的に死んでしまう。

（42）Elongation factor-2 の略。日本語ではペプチド鎖伸長因子２といわれ、ｔＲＮＡがリボソーム上でＡからＰへ転座するさいに必要な酵素。したがって、ＥＦ-２は、細胞がアミノ酸からタンパク質を合成するときに必要な因子といえる。

（43）フラグメントＡはＡＤＰ-リボシル化と呼ばれる化学反応で、ＥＦ-２タンパク質を修飾する。ＡＤＰ-リボシル化というのは、ＮＡＤという化学物質のＡＤＰリボース部分をタンパク質に移す反応である。ＡＤＰ-リボシル化されると、ＥＦ-２はその機能を失う。

（四）ジフテリア毒素受容体

ジフテリア毒素が毒性を発揮するためには、フラグメントAが細胞内に入らなければならない。ジフテリア毒素の細胞内侵入は、細胞表面のジフテリア毒素受容体への結合に始まる（図6）。

受容体に結合した毒素は、エンドサイトーシス[44]とよばれる細胞のはたらきで、細胞内の小胞（エンドソーム）に取り込まれる。この中で、毒素分子に構造変化が起こり、これまで分子内部に折りたたまれていたTドメインが分子表面に出てきて、フラグメントAのエンドソームから細胞質への膜通過を促進する。細胞質に到達したフラグメントAは、そこでEF-2をADP-リボシル化して失活させる。

ヒト、サル、ウサギ、モルモットなどの多くの哺乳類はジフテリア毒素受

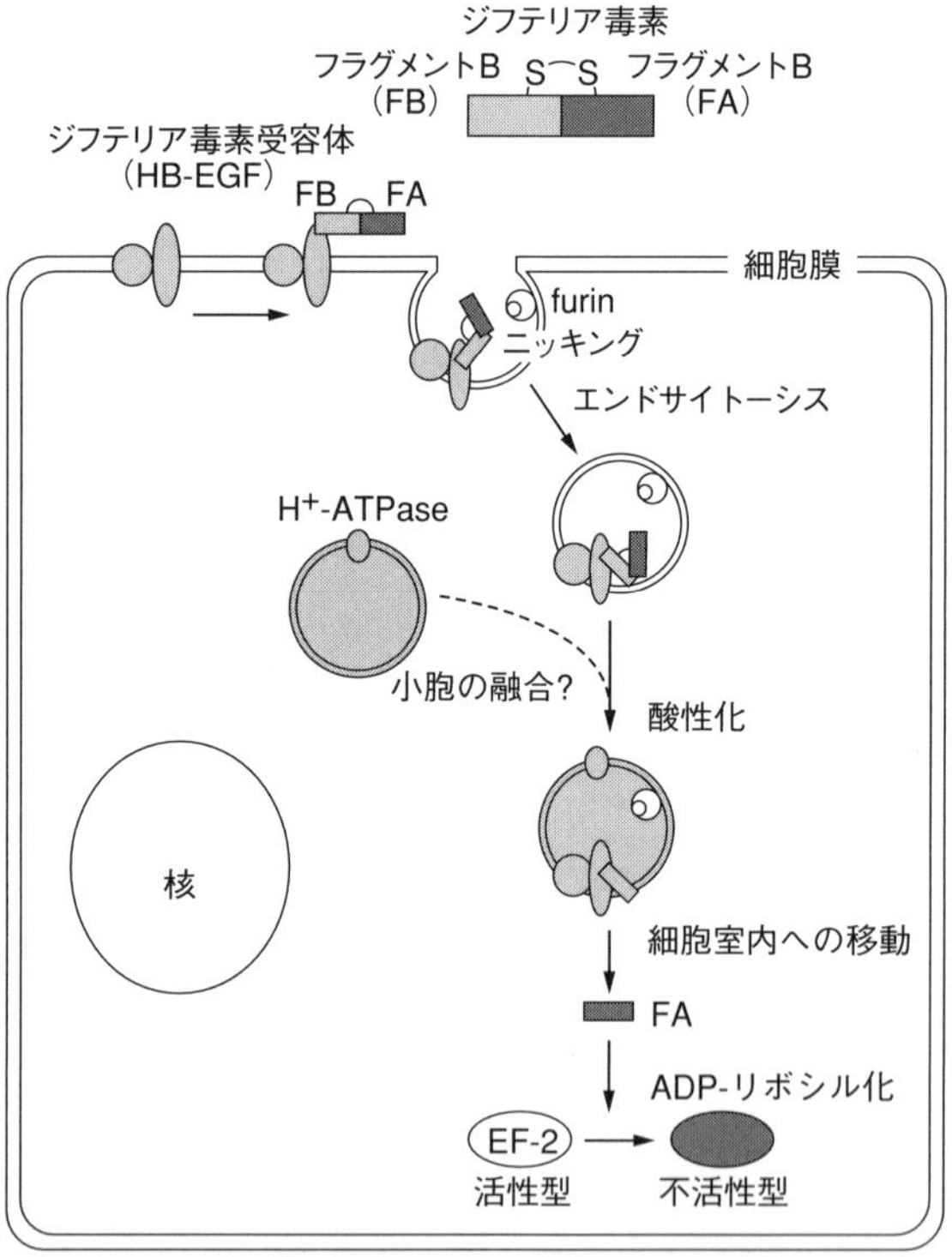

図6　ジフテリア毒素の細胞内への侵入と作用の発現

容体をもっており、ジフテリア毒素に高い感受性を示す。[45] なぜ細胞は、ジフテリア毒素受容体をもっているのだろうか？ ジフテリア毒素受容体がなければ、細胞はジフテリア毒素から攻撃を受けることもなく、ジフテリアという病気にもならずにすむのに、なぜそのようなものをわざわざもっているのだろうか？ 実は、ジフテリア毒素受容体には別の顔がある。ジフテリア毒素受容体は、ヘパリン結合性ＥＧＦ様細胞増殖因子（略してＨＢ-ＥＧＦ）という別の名前があって、われわれの身体の形成や、怪我をしたときの皮膚の修復などにはたらいている。ジフテリア毒素は、細胞内に侵入して毒性を発揮するために、ＨＢ-ＥＧＦを受容体として利用しているのである。なぜジフテリア毒素がＨＢ-ＥＧＦを受容体として選んだのか、その理由は明らかでない。進化の過程の偶然か、あるいはそのようになる必然性があったのか、これからの研究によって、その答えが出るかもしれない。

（五）生命科学研究のツール

ジフテリア毒素の研究は疾病の治療と予防の目的で始められたが、その作用機構が明らかにされるにつれて、生命科学研究のためのツールとしても利用されてきた。ジフテリア毒素の細胞内侵入メカニズムやフラグメントＡの強い毒性は、細胞のタンパク質輸送機構の理解や細胞内への物質の導入法の開発に利

（44）細胞膜の一部が細胞内部に陥入しながら、小胞として細胞内に入り込み、細胞外の物質を取り込む機能（現象）のこと。エキソサイトーシスはこの逆の現象。

（45）哺乳類の中で、マウス、ラットだけは例外で、ジフテリア毒素にかなり抵抗性を示す。この理由は、マウスやラットでは、ジフテリア毒素受容体分子（ＨＢ-ＥＧＦ）の構造が、ヒトのジフテリア毒素受容体と少しだけ異なっていて、ジフテリア毒素が結合できなくなっているからである。

用された。発生生物学の分野では、フラグメントAの毒性はノックアウトマウス[46]作成のために使われている。医療への応用としては、フラグメントAの強い毒性を利用した悪性腫瘍治療の試みなどがなされている。

ジフテリア毒素受容体の研究成果は、ジフテリア毒素受容体のもう一つの機能、すなわちHB-EGFの細胞での役割を調べるために利用されている。現在、私の研究室では、増殖因子としてのHB-EGFの役割解明に力を入れている。HB-EGFには、細胞から分泌されてはたらく場合と、細胞膜に結合した状態で隣の細胞にはたらきかける場合があって、その機構を詳細に調べることは、細胞がどのようにして自分自身の増殖を制御しているかを知る手がかりになるものと考えている。「毒を変じて薬と為す」はジフテリア毒素の場合、今も真実である。

(46) 特定の遺伝子を欠損させたマウスのこと。欠失させる遺伝子の生理的な役割を解析する手法のひとつ。

第Ⅱ部　ウイルス感染症

第一章　ウイルス感染症をめぐって——現状と展望——

自然界にいるウイルスはさまざまである。しかし、ヒトに病気をひき起こすウイルスはごく一部である。ここでは、ウイルスとはどういうものか、そして病気を起こすウイルスと宿主[1]とのかかわりについて、さらに期待されるワクチンや遺伝子治療について概説したい。

一　ウイルスとは

ウイルスは地球上でもっとも小さい生命体で、その大きさ（直径）はおよそ一万分の一ミリであり、細菌の約一〇分の一以下のサイズになる。ウイルスは自分の子孫を複製するための遺伝子（核酸の種類によってＤＮＡウイルスまたはＲＮＡウイルス）と、この遺伝子を包むタンパク質からなる単純な構造をしている。

（1）微生物の標的となる個体（人や動物）のこと。シュクシュと読む。

ウイルスが増殖するためには、別の生き物の体内に入り込むことが唯一の方法である。ウイルスが取り付いている生き物を自然宿主と呼んでいる。すなわち、ウイルスは宿主細胞に感染して、タンパク質の合成装置を借りることによって子孫を増やしている。

二　ウイルスの感染ルート

ウイルス伝播ルートには、呼吸器系や消化器系、さらにけがや輸血など血液を介する水平感染(2)と、感染した母親からその胎児に移るような垂直感染(3)がある。感染症を防ぐにはこの伝播ルートを的確に遮断することが重要である。

ヒトと動物に共通のウイルスが感染して病気を起こす、人畜共通ウイルス感染症がある。この場合の対策としては、ヒトにたどり着くまでのどの段階でウイルスを断つかが大きな課題となる。

三　急性感染と持続感染

感染した後の細胞の運命は、感染したウイルスに大きく左右される。すなわち、宿主細胞を殺してしまう急性感染と、ウイルスと宿主細胞との共存が成立する持続感染に分かれる。持続感染のなかでも、ウイルス粒子をつくる以前の状態で共存が成立する場合は、特に潜伏感染と呼んでいる。このように、共存

(2) 同じ時代を生きるヒトからヒトへ、動物から動物へ、動物からヒトへ、ヒトから動物への感染のこと。

(3) 親から子へ感染すること。

共栄を図るウイルスはそれほどの悪さをしないウイルスが多いが、実は陰湿でしたたかなウイルスも多い。

このようにウイルスと宿主のかかわり方の違いで、そのウイルス感染によってひき起こされる病気の状況も大きく異なり、急性疾患と慢性（持続性）疾患といったかたちで現れる。ときに死にいたるような症状をひき起こす急性疾患と、生まれながら、もしくは生まれてすぐに感染し、特別の病気を起こすことなく死ぬまで取り付いて離れずに、宿主の状況（加齢や免疫の状態など）によって表に現れる慢性疾患である。

四　エマージングウイルス感染症

最近、新興（エマージング）感染症という言葉が話題にされることが多くなった。そのようなウイルスも突然、無から有になったわけではない。遠い昔からすでに地球上のどこかで、自然宿主との間で共生が成立し、ひっそりと生き長らえていたものが、自然宿主ではない別の生き物と遭遇することで、人の目に触れはじめたものが多い。今も、どこかで、将来エイズやエボラ出血熱のようにとんでもない病気をひき起こすウイルスが、影を潜めて機会をうかがっている可能性が高い。

五　免疫とのかかわり

現在まで多くのウイルスに対して、人類はワクチン開発によって何とか抑圧してきた。ワクチンとは、宿主の免疫機能におんぶした戦略である。

免疫とは、異物を取り除こうとして反応するシステムである。免疫反応は、特異免疫と非特異免疫の大きく二つに分けられる。特異免疫はT細胞による細胞性免疫[4]とB細胞による液性免疫[5]に分かれるが、このような免疫を弱毒ウイルスやウイルスの一部の成分を用いて効率良く応答させるのがワクチンである。この免疫応答により、後に強毒な病原体が侵入してきても感染が防御される戦略である。

ワクチンの開発によって、ウイルス感染症のひとつがこの世から消滅したという人類の快挙がある。天然痘は、人類史上長い間もっとも苦しめられてきた感染症の一つであったが、人工的にこれを防ぎうる手立てが発見された。それがジェンナー[6]の種痘法である。開発から約二〇〇年後の一九七九年にこの地球上から天然痘は撲滅された。現在も、麻疹やポリオウイルスによる発症の撲滅に向け、WHOの努力が続いている。

現在では、黄熱病ワクチン、インフルエンザワクチン、日本脳炎ワクチン、ポリオワクチン、麻疹ワクチン、B型肝炎ワクチン、水痘ワクチンなどが実用

(4) T細胞(リンパ球)に依存する免疫で、とくにウイルスや細胞内寄生菌などの感染防御にはたらく。このさい、マクロファージ、NK細胞、γδT細胞も関与する。

(5) 形質細胞に分化したB細胞が産生する免疫グロブリン(抗体)による免疫。抗原(微生物)に特異的に反応し、感染防御にはたらく。

(6) 一七九六年に牛痘に感染した乳絞りの女の膿を採り、八歳の少年にこれを植えたあと天然痘を感染させたが、この少年は発症しなかった、という経験をし、ワクチンの原型をつくった人として有名。イギリス人。

化されている。目下、エイズウイルス（ＨＩＶ）の感染を防いだり、感染後のエイズ発症を防ぐことを目的に、精力的にあらゆるエイズワクチンの試みが行われている。

最近の新しい発想のワクチン開発として、ＤＮＡワクチンに注目が集まっている。ＤＮＡ免疫ワクチンとは、遺伝情報をもったＤＮＡ断片を接種し、接種した個体内の細胞でタンパク質を発現させ、それに対する免疫を応答させる方法である。このようなＤＮＡワクチンでは、発現体ＤＮＡの遺伝子を試験管内で操ることが容易であることから、多くの病原体でしばしば経験する変異株の出現に対する克服法としてはもってこいの方法ということになる。まだ問題点も多く残されているが、先進諸国だけを視野に入れた高価なワクチン開発といえる遺伝子組換えタンパク質ワクチンに対し、安価で有効なワクチン開発としての可能性にこのＤＮＡワクチンに期待がかけられている。

第二章　ウイルス感染症の研究はいま

A　エイズウイルス（HIV）

後天性免疫不全症候群（AIDS[1]：エイズ）はヒト免疫不全ウイルス（HIV[2]）の感染によってひき起こされる重篤な免疫不全である。生存中の感染者総数は全世界で三三〇〇万人を超えた（一九九九年末）。わが国でも絶対数こそ少ないものの着実に増加し続けており、一九九九年末までに累積感染者数は約四八七七人に達している。本題では、大きな社会問題でもあるHIV感染症研究の最近の知見をまとめた。

（一）HIVとその生活環

HIVはレトロウイルス科のレンチウイルス属に属し、RNAをゲノムとしてもつ。遺伝子構造の違いから1型（HIV-1）と2型（HIV-2）の二つに分類される。ヒトのヘルパーT細胞、マクロファージ、樹枝状突起細胞などの表面にあるCD4というタンパク質を受容体として結合し、外被膜糖タンパク質の作用により細胞膜とウイルス外被膜とが融合してウイルスの殻が細胞内に侵入する。細胞質内ではウイルス殻中にあった逆転写酵素[3]がRNAゲノムをDNAゲノムに逆転写し、感染細胞のDN

（1）Acquired Immune Deficiency Syndromeの頭文字をとった略語。

（2）Human Immunodeficiency Virusの頭文字をとった略語。

（3）RNAを鋳型にしてDNAを合成する酵素。

Aに挿入する。そして宿主の転写因子を利用してウイルスタンパク質のｍＲＮＡが産生され、ウイルスの遺伝子発現が行われる。ウイルス殻のタンパク質は最初、分子量五五Ｋの前駆体タンパク質として合成されたのち、新たに産生されたウイルス粒子の中で、粒子の中に取り込まれたウイルスプロテアーゼ(4)によって切断されて成熟する。この逆転写酵素とプロテアーゼはウイルス特異的な酵素であり、現行の抗ＨＩＶ-１療法の重要な標的となっている。

（4）タンパク質およびペプチドのペプチド結合を加水分解する酵素の総称。

（二）ＨＩＶ／ＡＩＤＳ研究における最近の重要な展開

［ⅰ］ＨＩＶ-１と標的細胞の動的平衡

ＨＩＶ-１に感染すると一過性のウイルス血症の後、感染者は数年から十数年にも及ぶ長い無症候期に入る。多くの研究者はこの無症候期にはＨＩＶ-１はおとなしく潜伏しているという静的なイメージを抱いていた。しかし、一九九五年のはじめ、抗ＨＩＶ-１薬を投与された感染者の血液中でＨＩＶ-１が減少していく速度とＣＤ４陽性細胞の数が回復していく速度から、感染者の体内では多い場合に一日に10^{10}個のＨＩＶ-１が誕生しては細胞傷害性Ｔ細胞などの生体防御機構に駆逐され、その一方で2×10^{9}個のＣＤ４陽性細胞がＨＩＶ-１によって破壊されては補われるという、きわめてダイナミックな平衡状態にあることが明らかになった。すなわち、一見静かに見える無症候期でも感染者の体の中では、つねに生体防御機構とＨＩＶ-１との間で壮絶な戦いが行われているのである。そして、その平衡状態がＨＩＶ‐1側に有利に傾くにつれ、感染者はＡＩＤＳ発症へとむかうことになる。[5] したがって、感染者体内のＨＩＶ‐1量をいかに低く抑え続けてこの平衡状態を感染者有利に保つかが、ＡＩＤＳ発症を防ぐための基本であることが明確になってきたのである。

［ii］ 多剤併用療法の発展と問題点　では、実際にはどうすれば感染者体内のＨＩＶ‐1量を低く保つことができるのだろうか。一九九六年頃から、これまで用いられてきた逆転写酵素阻害剤二種類に加えて、ＨＩＶ‐1のプロテアーゼを標的とする新しい阻害剤の三種類を組み合わせることによって、感染者体内のＨＩＶ‐1量を劇的に減少させ得ることが報告されはじめた。この効果は、感染者が薬剤を飲み続けるかぎり持続的であり、サンフランシスコやニューヨークなどアメリカの大都市部ではＡＩＤＳによる死亡者数が明らかに減少している。多剤併用療法に用いられるどの薬剤でも、単独で使用すれば耐性ＨＩＶ‐1株が出現するが、三剤を併用することにより薬剤耐性株の出現も劇的に減らすことができる。すなわち、死の病と考えられていたＡＩＤＳが、いまやある程度制御可能な慢性病になってきている。

しかし、それでも感染者体内からＨＩＶ‐1を完全に排除するにはいたっていない。これは休止期にあるＣＤ４陽性メモリーＴ細胞に長期間ＨＩＶ‐1のＤＮＡゲノムが存続し、活性化刺激によっていつでもウイルス産生を行い得るためであると考えられ

（5） 生体防御機構とＨＩＶ‐1との壮絶な戦いは、水を流している流し台にたとえられる。流しから排水される水量（ＨＩＶによって破壊されたヘルパーＴ細胞の数）が蛇口から供給される水量（感染者の体内で新たに産生されるヘルパーＴ細胞の数）とつり合っていれば、感染者は無症状に見える。

ている。HIV-1のDNAゲノムを保持した休止期のメモリーT細胞の感染者体内での半減期は、研究グループによって結果が異なるが、半年から三年の間であることが一九九九年に報告された。したがって、一〇年から六〇年の間、薬を飲み続けなければ、HIV感染者の体内からHIV-1を排除することができないのである。(6) 多剤併用療法のもう一つの問題点は薬の服用が空腹時、食後、食間と非常に繁雑であり、かつ服用を短期間でも怠ると効果が激減し、薬剤耐性株の出現を許してしまうことである。なるべく規則正しく服用できるように薬の包装を工夫するなどの努力が払われている一方で、より服用しやすく耐性株の出現しにくい抗HIV-1剤をできるだけ多く開発することが依然として待ち望まれている。

[iii] HIV-1感染におけるケモカイン受容体の役割　HIVの受容体CD4が同定されたのは一九八六年のことであるが、CD4がHIVの受容体であることが証明されたその論文の中で、CD4に加えて別な因子がHIV-1の細胞侵入に必要であることが示唆されていた。しかしその実体が明らかになるのには実に一〇年もの長い期間が必要であった。一九九六年になって株化T細胞指向性のHIV-1が使用する第二受容体がCXCR4、マクロファージ指向性のHIV-1が使用する第二受容体がCCR5、といういずれも白血球などの遊走にかかわるケモカインの受容体であることが明かになった。CCR5とCXCR4の二つのケモカイン受容体がHIV-1の主要な第二受容体であるが、現在では、その他、やはりケモカインの受容体であるCCR2、CCR

(6) 抗HIV-1薬を長く飲み続けなければならない以上、軽度の副作用でも大きな問題となるが、プロテアーゼ阻害薬を飲んでいると脂質代謝や糖代謝に異常が見られることが多い。一九九六年当時、多剤併用療法の目覚ましい効果を見たある研究者は「これでHIV感染症も糖尿病のような制御可能な慢性疾患になった」と述べたが、多剤併用療法によってHIV-1感染者が実際に糖尿病様の症状を呈すようになったのは皮肉なことである。

3、CCR8などにも第二受容体活性が存在することが報告されている。[7]

HIV-1の第二受容体の発見は、細胞レベルでのHIV-1増殖の理解を大きく進展させたばかりではない。HIV-1に繰り返し暴露されながらも感染を免れている人が少数ながら存在することが一九九三年頃から報告されていたが、このような人びとの中に、CCR5遺伝子のopen reading frameに三二塩基の欠失をもつ人が認められた。この変異CCR5遺伝子の産物は細胞表面には発現されないため、この変異のホモ接合体である個体から得られたCD4陽性細胞にはマクロファージ指向性HIV-1株は感染できない。HIV-1が個体から個体へ伝播するさいにはマクロファージ指向性株が主に伝播するため、この変異をホモにもつ個体はほぼ完全にHIV-1感染に抵抗性を示す。

この変異の頻度は約一〇%ほどで白色人種に限られ、アフリカ人や黄色人種には認められない。その理由としては、中世のヨーロッパにおいて流行したペストにこの変異をもつ人が耐性を示したためではないか、との仮説が提唱されている。現在ではCCR5のほか、CCR2、ケモカインRANTESとSDF-1にもHIV感染症の病態進行を左右する遺伝的多型が報告されている。これらの遺伝子変異は、実際のAIDS診療の場でも感染者の予後判定に用いられる可能性があり、今後HIV感染にかかわる宿主側遺伝子の多型を広く調べる必要があろう。

(7) サイトメガロウイルスのタンパク質であるUS28にも第二受容体活性が証明されている。したがってサイトメガロウイルスがHIVと共存すると、HIVの感染が拡大する可能性がある。

(8) 飛沫感染で広がる水痘ウイルスにより主として幼少時に起る急性発疹性疾患。発疹は小紅斑で始まり丘疹、さらには水疱となる。スイトウと読み、水疱瘡と同義語。

(9) 帯状ヘルペスともいわれる。水痘を起こしたウイルスが体内に潜伏していたものが、再活性化し、神経に沿って皮膚に紅斑・小水疱が形成される病気。免疫能が低下すると発症しやすい。

(10) 生後二歳ぐらいまでに罹る予後良好な急性発疹性疾患で、発熱が収まった後に発疹が出現する。

B　ヒトヘルペスウイルス8（HHV8）

（一）さまざまなヘルペスウイルス

ヘルペスウイルス感染症は、数あるウイルス疾患のうちでももっともありふれたものの一つである。単にヘルペスウイルスといっても、実は、これまでに八種類が知られており、それぞれが違った疾患を起こす（表2）。もっとも有名なものは単純ヘルペスウイルス（ヒトヘルペスウイルス1、あるいは2）で、ふつうは口唇ヘルペスなどの軽い症状を起こすことが多いが、患者の状態によっては髄膜炎や脳炎などの重篤な症状となることもある。水痘[8]の原因である水痘・帯状疱疹[9]ウイルスは、ヒトヘルペスウイルス3である。ヒトヘルペスウイルス6は、大阪大学の山西弘一らにより、小児の突発性発疹[10]に関連していることが明らかにされている。

このように単にヘルペスウイルス感染症といっても症状や重症度はさまざまであり、ひとまとめに扱うことはできない。とりわけ、ヘルペスウイルスの中でも特殊なのはヒトヘルペスウイルス4であるエプスタイン・バーウイルスと、本題で述べるヒトヘルペスウイルス8であろう。この二つのウイルスはがんをひき起こすウイルス（がんウイルス）として研究者の注目を集めている。

表2　ヒトヘルペスウイルスの分類

型	通称	関連する疾患
1型	単純ヘルペスウイルス1型	単純ヘルペス口内炎
2型	単純ヘルペスウイルス2型	性器ヘルペス
3型	水痘・帯状疱疹ウイルス	水痘，帯状疱疹
4型	エプスタイン・バーウイルス	バーキットリンパ腫，上咽頭癌など
5型	サイトメガロウイルス	肺炎，網膜炎など
6型	ヒトヘルペスウイルス6	突発性発疹
7型	ヒトヘルペスウイルス7	突発性発疹
8型	ヒトヘルペスウイルス8	カポジ肉腫，一部のリンパ腫

(二) ユアン・チャンらの発見

一九九四年十二月、ニューヨークのコロンビア大学病理学教室ユアン・チャンらのグループがエイズに合併したカポジ肉腫の組織から未知のウイルスの遺伝子断片を検出したと米科学誌「サイエンス」に発表した。カポジ肉腫は皮膚などに起こる血管系の腫瘍性疾患で、もともとはアフリカの一部の地域や地中海沿岸に見られるまれな風土病であった。しかし、近年、エイズの蔓延とともにアメリカのエイズ患者の間で急速に増加していることがわかった。不思議なことにカポジ肉腫はエイズ患者のなかでも男性の同性愛者に多く発症する。加えて、悪性腫瘍でありながら免疫能が回復すると自然治癒することがあるといった特異な臨床像から、カポジ肉腫はウイルスのような病原体による感染症ではないか、との疑いが以前からもたれていた。

チャンらはカポジ肉腫と正常な皮膚組織からメッセンジャーRNA[11]を抽出し、それぞれの遺伝子を差し引きする方法を用い、カポジ肉腫にのみ発現し、正常な皮膚には発現していない遺伝子断片を単離することに成功した。この遺伝子断片の核酸配列を検索した結果、この遺伝子断片はいままでに発見されているどのウイルスとも一致せず、わずかに、エプスタイン・バーウイルスとサルのヘルペスウイルス・サイミリに相同性があるだけで、新種のウイルスの一断片であることが予想された。しかも、エプスタイン・バーウイルスとヘルペ

(11) 伝令RNAと訳され、mRNAとも略記される。DNA上の構造遺伝子の情報を伝え、タンパク質合成のための鋳型となるRNAのこと。

スウイルス・サイミリはともにヒトやサルに悪性リンパ腫を起こす、いわゆるがんウイルスであり、これらのウイルスに近似しているということはこの新種のヘルペスウイルスもがんウイルスである可能性が示唆された。カポジ肉腫以外にもいくつかの疾患でこのウイルス断片が検出され、なかでも原発性体腔液性リンパ腫と呼ばれる特殊なリンパ腫にはこのウイルスが感染していることがわかった。このリンパ腫からは培養可能な持続感染細胞株が樹立され、その中にウイルスの粒子が同定されたことにより、八番目に発見されたヒトのヘルペスウイルスという意味でヒトヘルペスウイルス８（ＨＨＶ８）と名付けられた（図７参照）。さらに、一九九六年にはウイルスの全遺伝子配列が明らかにされた。チャンらがカポジ肉腫から遺伝子断片を発見してからわずか二年後である。

（三）カポジ肉腫との関連

カポジ肉腫からの新たなウイルスの発見はカポジ肉腫の病因の解明に大きく貢献するものと、注目を集めた。ＰＣＲ法[12]を用いるとカポジ肉腫からはほとんど百パーセントの検出率でこのウイルスが検出され、カポジ肉腫にＨＨＶ８が感染していることは確実であった。しかし、ＰＣＲ法ではカポジ肉腫の組織を溶かしてＤＮＡを抽出してしまうため、ウイルスがカポジ肉腫内のどの細胞に感染しているかはわからない。さらに、ウイルス感染が起こっているにしては、

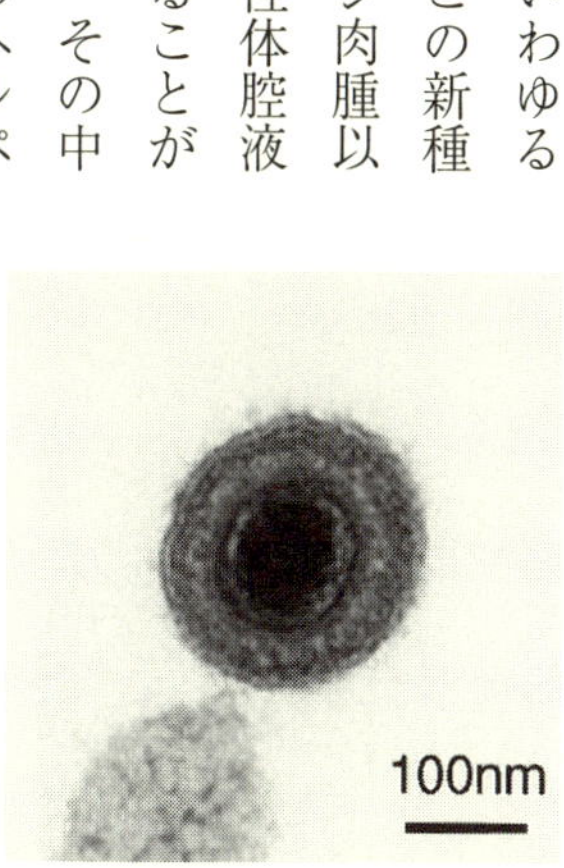

図７　ヒトヘルペスウイルス8の電子顕微鏡写真

他のヒトヘルペスウイルスと同様の形をしており，ウイルスの直径は約200nm.

（12）Polymerase Chain Reaction の頭文字を略記したもので、ある特定の遺伝子を増幅する方法。

カポジ肉腫内に顕微鏡で他のヘルペスウイルス感染症に見られるような明らかなウイルス感染細胞が見られない。ＰＣＲ法の結果からは、カポジ肉腫におけるＨＨＶ８の量は非常に少ないことが予想され、本当にカポジ肉腫の腫瘍細胞にＨＨＶ８が感染しているのかを証明することが必要であった。

筆者らは、ＰＣＲ法の結果などから、このウイルスがエプスタイン・バーウイルスと似て、感染した細胞内のウイルス数は少なく、病変部などではＨＨＶ８がたくさん増えている細胞よりも潜伏感染している細胞の方が多いであろうと予想した。そこでその仮説を証明するため、潜伏感染のときに発現するウイルスタンパク質を標的にし、組織内でウイルスを検出することを考えた。つまり、ウイルスが潜んでいる細胞を同定することにより、カポジ肉腫組織内のＨＨＶ８の局在を明らかにしようと試みた。その結果、ＬＡＮＡといわれるＨＨＶ８の潜伏感染タンパク質はカポジ肉腫腫瘍細胞にのみ発現し、他の正常部分にはまったく発現していないことが明らかになった。この研究は世界で二、三のグループが独立に、かつ、ほぼ同時に行っており、カポジ肉腫にＨＨＶ８が潜伏感染していることは各グループにより確かめられた。いまやＨＨＶ８の研究者の主眼はこのウイルスがどのような機構で悪性腫瘍を発症させるのかという発がんメカニズムの研究に移っている。

（四）感染疫学

新しいウイルスに関するもうひとつの大きな興味は、そのウイルスがどの場所でどれだけの人が感染しているかということ、すなわち感染疫学である。一般にヘルペスウイルス属のウイルスは正常人でもかなりの人が感染していることが知られている。ＨＨＶ８の場合は高感度な検査法が確立されていなかったため、正確な感染率や感染経路は十分に把握できていない。過去および現在の感染者の血清[13]中にはこのウイルスに対する抗体が検出されるが、ウイルス感染の有無はこの血清中の抗体を測定し決定する。筆者らはこの血清抗体が認識する抗原タンパク質を同定し、高感度な血清抗体検査の系を完成した。この検査系を用いてさまざまな血清を検査した結果、日本人の正常人では一・四％が陽性であった。また、カポジ肉腫患者は全員が陽性でＨＨＶ８とカポジ肉腫の関連が血清学的にも明らかになった。米国と英国などの研究者の調査によると、アフリカや地中海地方に感染率が高く、アメリカ、アジア、ヨーロッパなどは感染率が低い。しかし、一部に局所的に感染率の高い地域があることが知られており、このような地域ではカポジ肉腫が多発している。こうしたことは民族の移動や民族間の交流に関係する問題であり、ヘルペスウイルス８の感染疫学はウイルス学にとどまらず、いまや民族学の領域にまで踏み込もうとしている状況である。

（13）血液中の血球成分と凝固成分を除いた液体をいい、抗体（免疫グロブリン）などを含む。

（五）ＨＨＶ8研究のもたらしたもの

ＨＨＶ８の遺伝子断片が発見されてから六年が経過し、そのベールの剥がされていく早さには驚くべきものがある。その間、前述のようにカポジ肉腫との関連はかなりはっきりしてきた。いま、ＨＨＶ８の研究は他のがんウイルスと同様、ウイルスと発がんとの関連をどう証明するかいう課題に直面するところまできているといえる。

ＨＨＶ８の発見には分子生物学の進歩とエイズの流行という二つの背景があった。エイズが大流行したアメリカではカポジ肉腫の発症機構を解明することは急務であったし、そのような差し迫った状況があったために多くの研究者がカポジ肉腫研究に駆り立てられた。研究者たちは近年急速に進歩した分子生物学的な手法を駆使し、ウイルス粒子をとらえるのではなく、遺伝子断片を発見するところからはじめ、結果的にＨＨＶ８の発見にむすびついた。こうしたことは、われわれの周辺にはまだまだ未知のウイルスが潜んでおり、そのウイルスが人類の生活の変化により新しい病気を起こす可能性があることを示している。すなわち、これからの研究者にも新しいウイルスを発見するチャンスはまだまだあるものと期待される。

C　インフルエンザウイルス

(一) インフルエンザの現状

一九九九年には、厚生省は「インフルエンザはかぜじゃない」というポスターを作成し、インフルエンザに対する注意を喚起した。この背景には、老人福祉施設などにおいて多数の入所者が死亡したことや、小児がインフルエンザ脳症で死亡したことをマスコミが大々的に取り上げたためと思われる。欧米ではインフルエンザとかぜ(14)をはっきりと区別してきたが、日本ではインフルエンザをかぜの一種とみなし、軽い病気の代表と考えてきたのではないだろうか。患者数と死亡者数を見ると、インフルエンザはわが国最大の感染症である。また、インフルエンザは世界的大流行を起こす唯一の感染症でもある。

世界に目を向けると、一九九七年、香港でトリのインフルエンザウイルスに感染した住民一八名が入院し、六名が死亡するという事件が発生した。トリのインフルエンザウイルスが、ヒトの呼吸器に感染したことを証明したのはこれが最初で、スペインかぜの再来かと世界中の人びとを震え上がらせた。新型ウイルスは一九七七年のソ連かぜ以降出現しておらず、いつ新しいウイルスによって大流行が起こってもおかしくない時期にきている。

インフルエンザは気道粘膜の局所感染症であるため、予防が困難な疾患であ

(14) かぜ症候群のことで、急性の上気道の炎症を起こすさまざまな疾患が含まれる。原因としては細菌、ウイルスなどの感染性のものとアレルギー、物理化学的刺激による非感染性のものがある。ウイルスが原因の大部分を占める。

る。もっとも確実な予防対策はインフルエンザワクチンの接種であるが、最近のわが国の予防接種率は急速に低下した。一九九四年に予防接種法[15]が改正され、インフルエンザが対象疾患から外れて任意接種になったのが響いている。欧米では高齢者を中心に積極的にワクチン接種が行われ、重症化や死亡阻止に効果を上げている。やっと最近になり、わが国でも高齢者のインフルエンザや新型ウイルス対策のため、ワクチンの有用性を見直そうとする動きが出てきたところである。

(15) 一九四八年に制定された法律で、予防接種を行うことで伝染病の発生およびまん延を予防することを目的とした。何度か改正があったが、一九九四年の改正は最大のもので、従来の集団接種によって病気のまん延を防ぐ方針から、個別接種、個人防衛を基本とするものに変わった。

(二) インフルエンザウイルスの特徴

インフルエンザウイルスはオルソミクソウイルス科に属し、脂質二層膜（エンベロープ）を有するRNAウイルスである。直径八〇～一二〇㎚の球形あるいは楕円形で、ウイルスの中では平均的な大きさである。ウイルス粒子の表面は、スパイクと呼ばれる突起物に覆われている。スパイクは二種類の糖タンパク質、ヘマグルチニン[16]（HA）とノイラミニダーゼ（NA）から構成されている。ウイルスの内部には八本の分節に分かれたRNAが存在する。それぞれの分節から一～二種類のタンパク質が翻訳される。

(16) 赤血球凝集素のことで、動物の赤血球を凝集する機能を有する糖タンパク質であるが、これは細胞に結合する能力でもある。

インフルエンザウイルスにはA、B、Cという三種類の型があるが、大きな流行を起こして社会的に問題になるのはA型とB型である。とくにA型は世界的大流行を起こし、多くの死亡者を出すのでもっとも重要である。またA型だけの特徴として挙げられるのは、型内に多数の亜型が存在することと、多種類の動物が感染することである。型を決定するのはウイルス内部のタンパク質の抗原性であり、型内では共通している。亜型を決定するのはHAとNAの抗原性である。現在、HAの亜型は一五種類（H1〜15）、NAは九種類（H1〜9）あり、HAとNAの組合せから多数の亜型ウイルスができる。

(三) HAの構造と機能

一九三三年、A型インフルエンザウイルスが初めて分離され、ついで、このウイルスがニワトリの赤血球を凝集することが偶然見つけられた。この発見は、その後のウイルス学の発展に大きく寄与し、いまでも赤血球凝集を指標とした検査法が、インフルエンザをはじめ、日本脳炎や風疹など多くのウイルス感染症の血清診断に用いられている。

HAが機能を発揮するためには、元のHA（HA0）がトリプシン様酵素によって、HA1とHA2の二分子に開裂されなければならない。開裂によって、HA2のアミノ末端（NH_2）にFusion peptide（融合ペプチド）が新たにできることに重要な意味がある。

HAは非常に複雑な構造をしているが、大きく頭部と幹部に分かれる（図8）。頭部の先端には、細胞側の受容体[17]と結合する受容体結合部位が存在する。一方、幹部に

(17) 細胞表面にあって、細胞外の分子または構造によって認識され、それらが結合する特異的な分子または構造のことである。インフルエンザウイルスが感染する場合、HAによって認識される受容体はシアル酸という糖である。

は十数個の疎水性アミノ酸[18]からなるFusion peptideが存在する。インフルエンザウイルスが細胞に感染するためには、細胞とウイルスの結合後、ウイルスエンベロープと細胞膜が融合するというステップが必須で、その膜融合の先導役を果たすのがFusion peptideである。すなわち、HAは、ウイルスの感染に必要な結合活性と膜融合活性の両方の機能をもっている糖タンパク質である。

HAのもうひとつの重要な役割は、中和抗体を誘導するという点である。イ

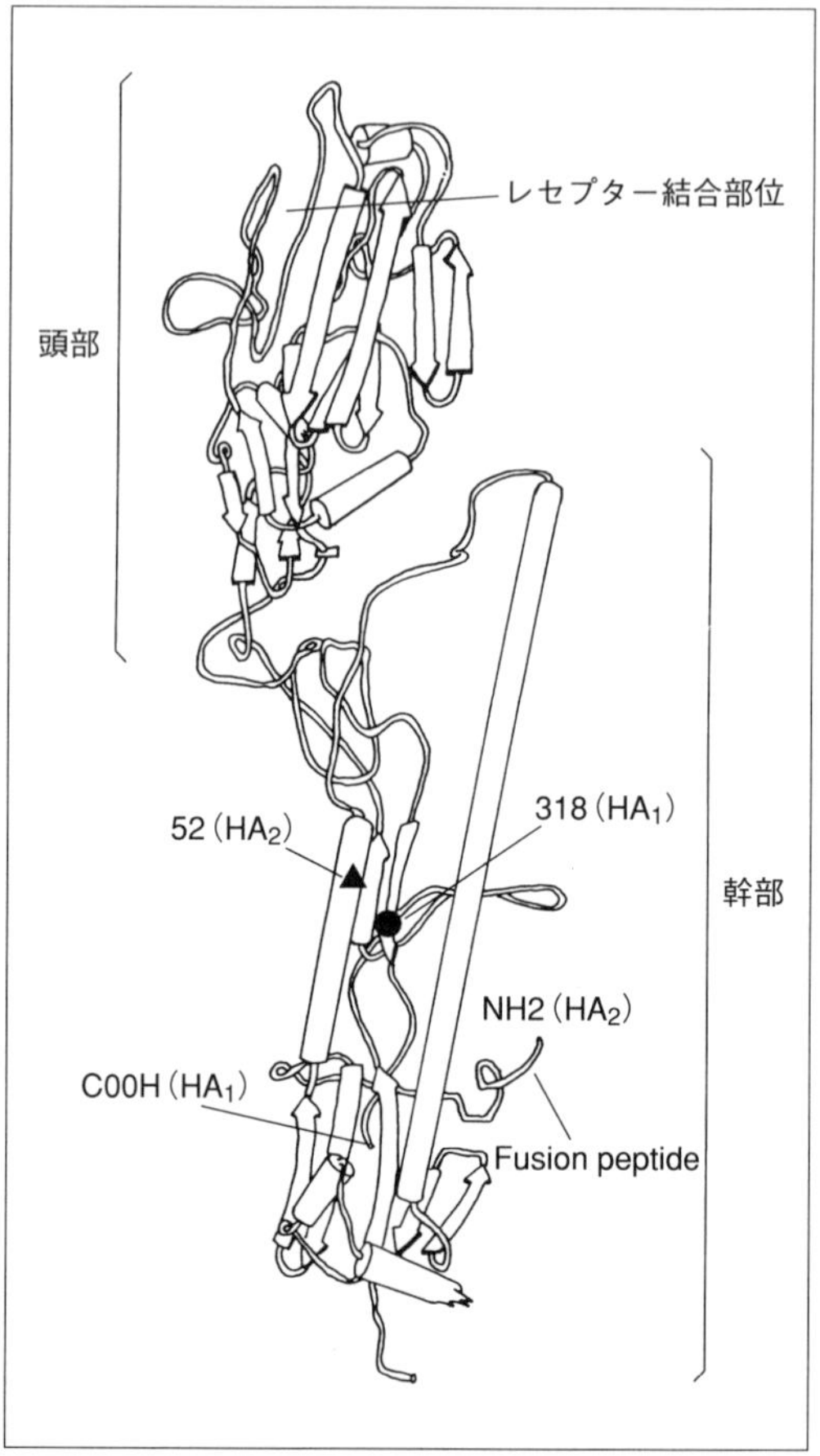

図8　HAの立体構造

(18) アラニン、バリン、ロイシン、イソロイシンなどの脂肪族側鎖をもつものや、フェニルアラニン、チロシン、トリプトファンなどの芳香族側鎖をもつアミノ酸。

ンフルエンザの罹患やワクチンの接種によって、体内で抗体ができるが、ＨＡに対する抗体だけが感染防御にはたらく（中和抗体）。これは、ウイルスの方から見ればマイナスの要因である。そこで、ＨＡは頻繁に抗原変異を起こし、既存の中和抗体の圧力に抵抗するウイルスが出現して、新たな流行がはじまる。

（四）共通中和エピトープの発見

ＨＡの抗原変異のため、現行のインフルエンザワクチンは、数年ごとにワクチン株を変えなければいけない。そこで筆者らは、多くのインフルエンザウイルスに共通し、しかも中和抗体を誘導する抗原決定基[19]（エピトープ）が存在するか否かを調べた。このようなエピトープを利用すれば、抗原変異に左右されないワクチンが開発できるのではないかと考えたからである。

定石どおり、まず目的のエピトープに対する抗体（単クローン抗体）を探すことに全力を注いだ。このとき、ＨＡの幹部に反応する抗体だけを選択的に得ようと試みた。頭部は強い抗原性を有するが抗原変異が激しく、共通エピトープが存在するとすれば、抗原変異の小さい幹部にあるだろうと予想したからである。その結果、最終的にＣ１７９というユニークな抗体が得られた。

Ｃ１７９は、ヒトの世界で流行を起こすＨ１とＨ２だけでなく、トリインフルエンザウイルスのＨ５、Ｈ９のすべてのウイルスを中和した。一つの亜型だけでなく、複

（19）抗体の結合部がつくる微小な立体空間と相補的な立体構造をとる抗原構造部位のこと。

数の亜型のウイルスを例外なく中和する単クローン抗体が得られたのは、これが最初である。C179はHAの幹部中間部の構造[20]を認識することも証明し、この部位にH1、H2、H5、H9のウイルスに共通する中和エピトープが存在することを明らかにした（図8参照）。

インフルエンザウイルスを中和するためには、HAの結合活性か膜融合活性のどちらかを阻害すればよい。C179はウイルスによる赤血球凝集を阻止しなかったため、HAの結合活性を阻害しないことは明らかである。したがって、C179はHAの膜融合活性を阻害して中和を起こすと考えられた。その中和機構は次のように考えられた。

最近、酸性条件下におけるHAの構造が解明され、HAが膜融合を起こす機構について、一つのモデルが提唱された。図9はそのモデルを簡略化したものである。中性における幹部のHA2は、長いα-ヘリックス[21]（フラグメントC、D）と短いα-ヘリックス（A）がループBを介して平行に並び、フラグメントAの先にはFusion peptide（矢印）が結合した構造をとっている。酸性になると、フラグメントAが一八〇度回転し、ループBとともに一本のα-ヘリックスとなり、Fusion peptideが細胞膜に挿入されて膜融合が起こると考えられている。C179はフラグメントAの一部に結合することにより構造を安定化させ、酸性条件下で起こる構造変化を阻止し、これが膜融合阻止、さらにウイルスを中和するものと推測している（図9、右）。

（五）万能ワクチン、万能抗体の開発

共通中和エピトープを含むタンパク質は万能ワクチンとして、またこのエピ

（20）HA1の三一八番目のアミノ酸とHA2の五二番目のアミノ酸から構成される立体構造。

（21）タンパク質の立体配座の一つ。アミノ酸残基あたり〇・一五ナノメートルのすすみで、三・六個のアミノ酸残基で一回転するらせん構造である。

トープを認識する抗体は万能抗体として予防、治療に用いることができると考えられる。筆者らは、万能ワクチン開発の第一ステップとして、共通エピトープが存在する幹部だけを遺伝子操作で合成し、これをマウスに免疫した。免疫されたマウスは強毒ウイルスを接種しても高い生存率を示し、このタンパク質がワクチンとして有用なことを証明した。

Ｃ１７９はマウスの抗体であり、ヒトに使うことはできない。そこで現在、Ｃ１７９に類似したヒトの抗体の作製を試みている。インフルエンザに対するヒト型抗体は、重症例の治療に有効と考えられる。

D　ヒトパピローマウイルス

(一) 危険なウイルス

エイズウイルスや病原性大腸菌Ｏ１５７はマスコミなどで騒がれているので、これらに対しては多くの人が関心をもち、注意を払うようになってきた。しかし、大きな話題になっていなくても、同じように危険な微生物は他にもたくさん存在

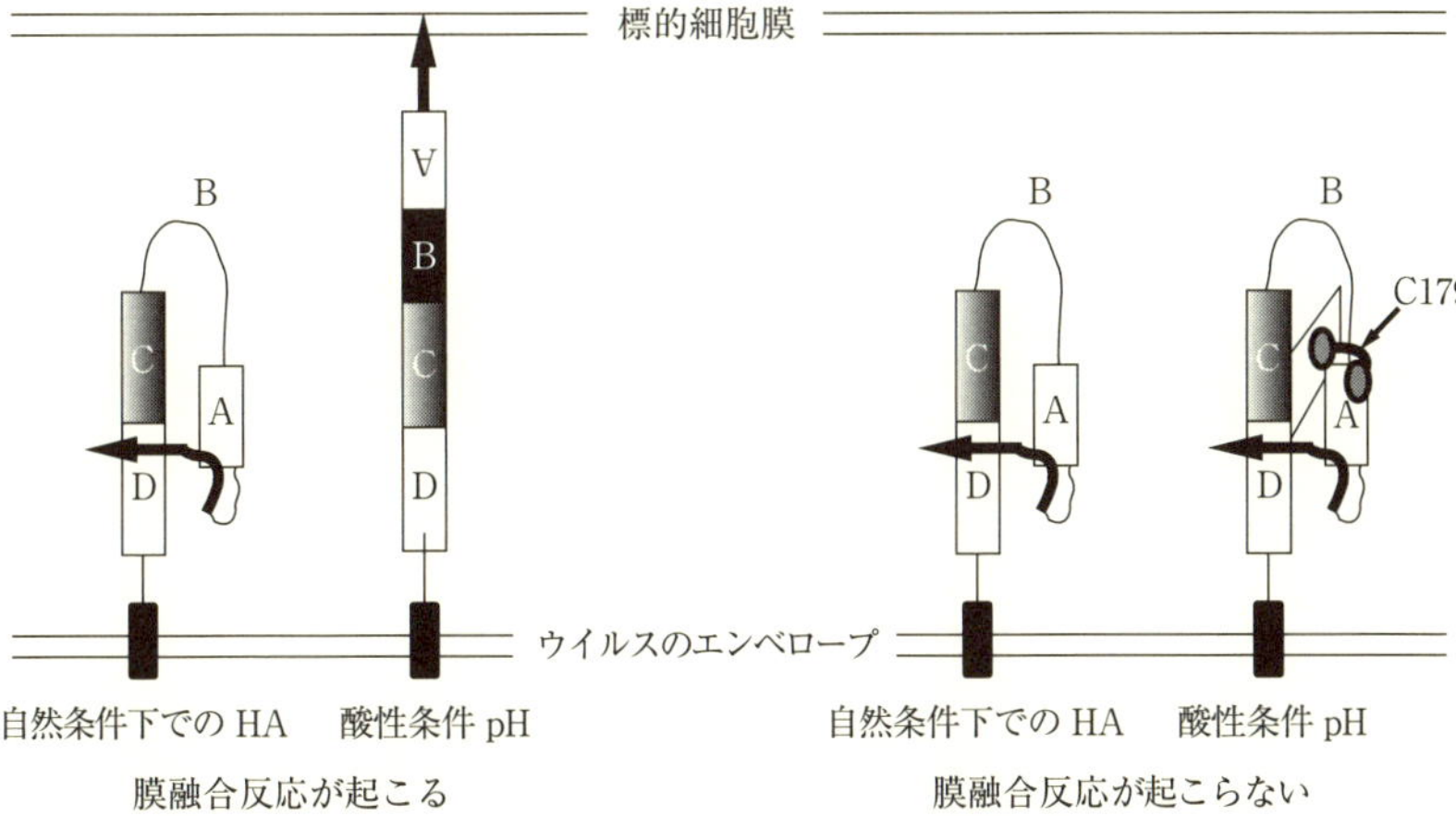

図９　C179がインフルエンザウイルスの膜融合活性を阻止する機構のモデル

する。そのようなもののひとつがヒトパピローマウイルス（ＨＰＶ）である。このウイルスは子宮頸がんやある種の皮膚がんの原因ウイルスであり、相当に危険なウイルスだといえる。ここでは、このウイルスがどのようにがんをひき起こすのかについて説明したい。

（二）ＨＰＶはがんをひき起こす

ＨＰＶは人にさまざまな疣（いぼ）[22]をつくるウイルスである。といっても、一種類のウイルスがいろいろな疣をつくるのではない。現在までに約八〇種類（型）[23]のＨＰＶが見つかっており、これらがそれぞれに特異的な疣をつくる。たとえば、ＨＰＶ1型は足の裏などにできるアリ塚状のミルメシアと呼ばれる疣を、2型は手の指などにできるごく普通の疣を、3型は顔面などの扁平な疣をつくる。これらの疣は、がんに進展することはないので、とくに心配することはない。液体窒素やレーザーで簡単に治療できるし、放っておいても免疫によって自然に治ることも珍しくない。しかし、別の種類の疣、とくに疣贅状表皮発育異常症（ＥＶ）と子宮頸部上皮内腫瘍（ＣＩＮ）には、注意しなければならない。それぞれ、皮膚がんと子宮頸がんの前がん病変であり、かなりの高率で悪性化するからである。

（22）コンジローマやＣＩＮなど、専門的には疣とはよばないものもあるが、ここでは便宜的にそれらも含めて疣という言葉を用いる。

（23）ＨＰＶの型はＤＮＡ塩基配列の相同性の程度によって決められる。しかし、型が違っても基本的には遺伝子構成（初期遺伝子E1～E7および後期遺伝子L1とL2からなっている）や粒子の形、大きさなどは同じである。

ＥＶ[24]は、まれな疾患である。幼少期から赤褐色の紅斑が全身にでき、壮年期以降、患者の半数に皮膚がんが発生する。５型、８型、14型、17型、20型などのＨＰＶが傷口などから感染し、この病気をひき起こす。ただ、この病気にはＨＰＶ以外の要因も関係しているようである。この疣が全身に拡がったり、いつまでも治らずに慢性化するのは、ある種の細胞性免疫能の欠陥が関係しているためであると考えられている。ＥＶは体中に拡がるので、すべてを除去するのが困難である。そして、二〇〜三〇年経過すると、皮膚がんに転換する。とくに、紫外線に曝される部分に多く発生する。ＥＶ患者に発生した皮膚がん細胞のほぼ全例に先に挙げたような型のＨＰＶの遺伝子が存在していて、この皮膚がんがＨＰＶによってひき起こされることを示している。

ＣＩＮ[25]は、子宮頚部に16型、18型、31型、33型、52型、58型などのＨＰＶが感染してできる病変で、一部は子宮頚がんに進展する。感染は性行為によって起こる。以前から、修道院の尼僧には子宮頚がんがほとんど発生せず、反対に売春婦は発生率が高いことがわかっていたが、その理由がこのウイルスの感染で説明できる。

健常女性であってもその数％にＣＩＮが見つかるといわれている。検査で見つかれば治療することは簡単であるが、気付かないことが多い。このＣＩＮから子宮頚がんに進展する率は数％程度であると推測されており、日本では、毎年二万人位が発症し、そのうちの約五千人がこのがんで亡くなっている。子宮頚がんの九〇％は右に述べたような型のＨＰＶが感染しており、このウイルスのがん原性を示す証拠になっている。

（24）（図10）ＥＶの皮疹。赤褐色の丘疹、紅斑が全身に拡がる。

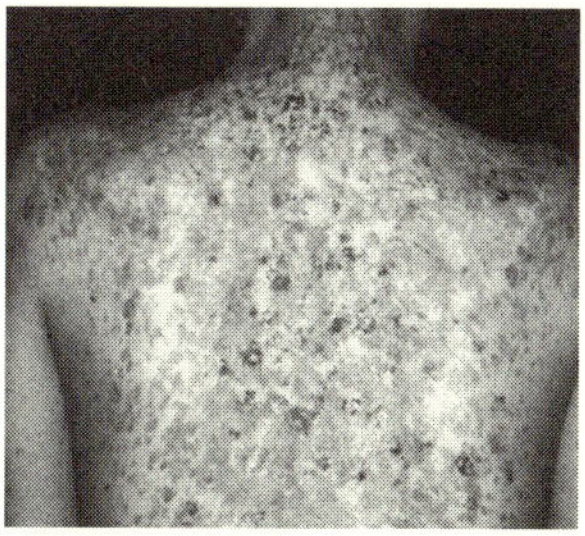

図10

（25）（図11）ＣＩＮ病変部。確認しやすくするため酸処理で白く変性させている。

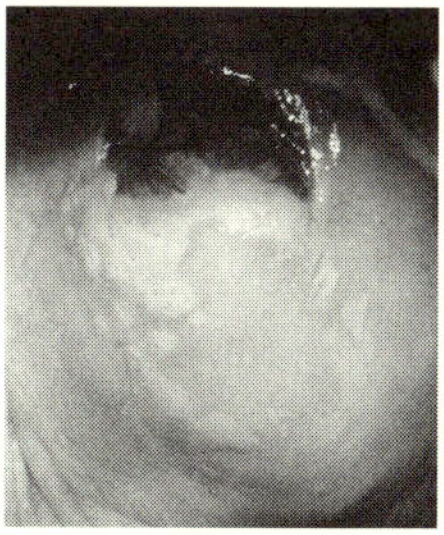

図11

（三）細胞がん化にかかわるＨＰＶの遺伝子

それでは、このウイルスはどのようにして細胞をがん化するのだろうか。ここでは、子宮頸がんをひき起こすＨＰＶ16型を例にとって、説明する。

ＨＰＶは、パポバウイルス科に属し、約八千塩基対の環状二本鎖ＤＮＡを遺伝子としてもつ、小型の球状ウイルスである。その遺伝子構造は、図13[26]に示すように、六個の初期（Ｅ）遺伝子と二個の後期（Ｌ）遺伝子からなっている。一般に、ウイルスは感染すると、まず自分の遺伝子を多数コピー（複製）し、その後、ウイルス粒子を構成するタンパク質を合成する。そのタンパク質は遺伝子を中に包み込むようにして多数の子孫ウイルス粒子を短時間のうちに完成させる。このうち、遺伝子の複製までを初期、以降を後期と呼んでいる。ＨＰＶの場合は、初期遺伝子Ｅ１とＥ２が遺伝子の複製を行い、後期遺伝子Ｌ１とＬ２から粒子を構成するタンパク質がつくられる。Ｅ４とＥ５の機能はよくわかっていない。問題の細胞がん化に関係した遺伝子はＥ６とＥ７であり、これらの遺伝子を実験室で培養しているマウス細胞などに入れてやると、細胞はがん化する。

細胞ががん化すると、細胞の形や性質が変わる。たとえば、正常細胞は増えるためには足場が必要で、浮遊状態では増殖しない。しかし、がん化すると増殖できるようになる（足場非依存性）。また、正常細胞をマウスの皮下に移植しても増えることはできないが、がん細胞は増えて腫瘍をつくる（腫瘍原性）。Ｅ６やＥ７の場合もこのような変化が起こる。Ｅ６を入れると腫瘍原性を獲得し、Ｅ７を入れると足場非依存性になる。

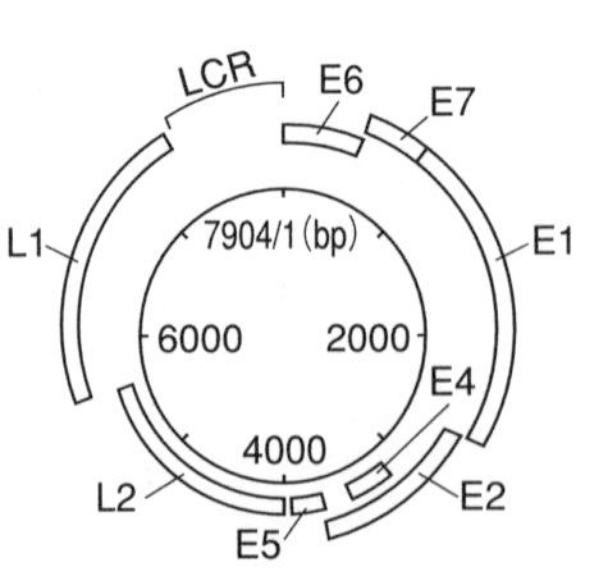

図12

（26）（図12）ＨＰＶ16型の遺伝子構造。六個（E1〜E7）の初期遺伝子と二個（L1とL2）の後期遺伝子からなる。がん遺伝子はE6とE7である。ＬＣＲは遺伝子発現の調節領域を示す。

このとき、E6とE7は細胞の中で何をしているのだろうか。本来、正常細胞はがん化に対して幾重にも防御機構を備えていて、簡単にはがん化しないようになっている。もし細胞増殖を促進するような変化が生じても、ブレーキがはたらいてむやみに増殖しないようになっている。このブレーキ役を果たす遺伝子として、P53やRbと呼ばれるがん抑制遺伝子の存在が明らかになっている。実は、HPVのE6とE7タンパク質は、それぞれ、これらのがん抑制遺伝子P53およびRbタンパク質に結合することによってその活性を抑え、ブレーキがはたらかないようにしているのである。[27]

しかし、本当のことをいえば、ブレーキがはたらかないだけでは細胞はがん化しない。前に、HPVのE6とE7遺伝子は培養マウス細胞をがん化すると書いたが、実は、使った細胞は半分がん化しているのである。生体から取り出したばかりのまったくの正常細胞であれば、E6やE7遺伝子を入れてもがん化は起こらない。がん化には、HPVの感染に加えて、細胞の遺伝子に変異の起こることが必須なのである。HPVの感染は二十歳前後に起こっているのに、実際の子宮頸がんはほとんどが五十歳代以降で、しかも、感染した人の一部にしか発症しないのは、このためである。

(四) 細胞遺伝子の変異

がん化に必要な細胞遺伝子の変異とはどのようなものだろうか。残念ながら、いまのところは遺伝子まではっきり特定されたものはない。しかし、がん化にどのような変化が必要かは推測できる。まず、一つは、細胞増殖を促進させる遺伝子の活性化である。このような遺伝子の活性化とブレーキ役の遺伝子の不

(27)(図13)細胞増殖の調節。細胞の増殖は、がん遺伝子のように増殖を促進する遺伝子と、がん抑制遺伝子のように増殖を抑制する遺伝子のバランスによって調節されている。p53とRbタンパク質は増殖を抑制しているが、HPVのE6やE7タンパク質が結合すると抑制機能を失う。

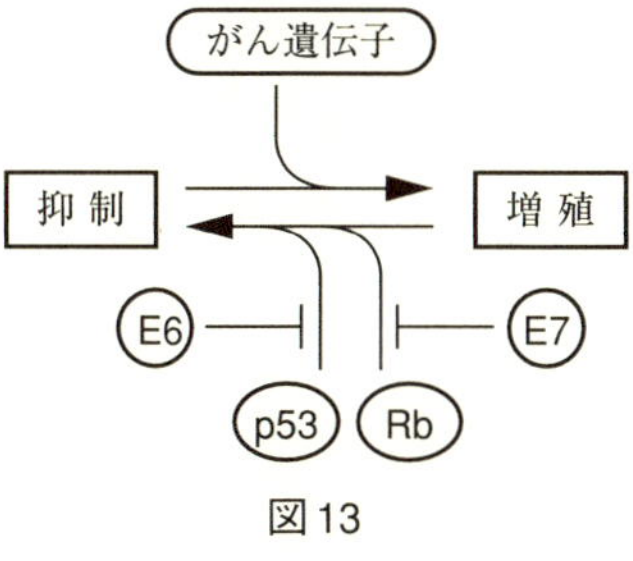

図13

活化が揃って、はじめて細胞増殖が無秩序に進む。子宮頚がんについては、このような細胞増殖を促進させる遺伝子として *Ras* や *Myc* がん遺伝子を挙げる人がいるが、まだ確かな証拠はない。

二つ目は、細胞の寿命に関することである。生殖細胞などを除いたふつうの細胞は寿命をもっており、数十回分裂すると、それ以上増えることができなくなる。しかし、増殖できなくなってはがん細胞として成り立たないので、死なないように変化する必要がある。これを不死化という。最近、この不死化の鍵をにぎると思われる遺伝子が見つかった。テロメラーゼと呼ばれる遺伝子で、正常細胞では発現していないが、がん化すると現れる。また、寿命をもった正常細胞にこの遺伝子を導入すると、細胞は不死化する。おそらく、テロメラーゼの発現を抑制していた遺伝子が不活化することによって、このタンパク質が発現するようになり、不死化が起こるのであろう。

三つ目は、アポトーシスの回避である。生物は発生・分化の過程や細胞の恒常性を維持するため、細胞が自ら死ぬようにプログラムされている。この自殺死をアポトーシスという。たとえば、オタマジャクシの尻尾が短くなるときには、このアポトーシスによって細胞が死んでいくのである。ウイルスが感染したり、DNAが損傷を受けるなど、細胞に異常があったときにもアポトーシスが起こる。おそらく、細胞ががん化し、増殖が亢進したようなときにも異常だ

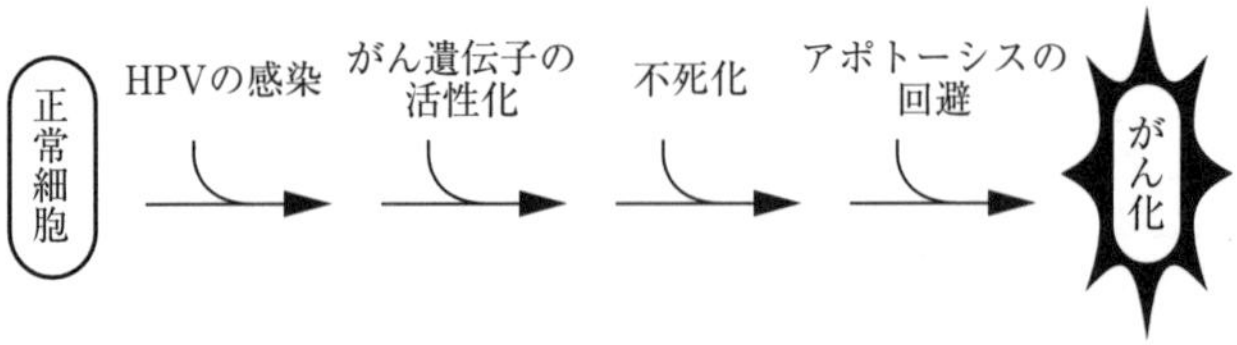

図14

と判断してアポトーシスが起こり、死んでしまうと考えられる。したがって、がん細胞になるためにはアポトーシスを回避しなければならない。実際、多くのがん細胞はアポトーシスが起こりにくくなっていることがわかっている。

このように、細胞のがん化は単に細胞増殖の亢進だけでなく、不死化やアポトーシスの回避なども不可欠である。[28]

HPV感染の恐さは、右に述べたがん化の重要な過程の一つで、本来なら数十年経っても変異が生じるかどうかわからないp53とRbという二つの遺伝子を、一瞬にして不活化してしまうことである。単純に計算しても、HPVに感染している人はそうでない人に比較して子宮頸がんになる危険性が百倍以上大きくなる。このことをしっかり胸に刻んでもらいたい。

E　神経ウイルス

中枢神経系に親和性をもつウイルスを総称して〝神経ウイルス〟と呼んでいる。そのため、その中には種類の異なるさまざまなウイルスが含まれている。神経ウイルスの感染は、その感染部位の特殊性から、宿主にきわめて重篤な症状を示すものが多い。ここでは、代表的な神経ウイルスと、最近その中でも注

（28）（図14）HPVによる細胞のがん化。細胞のがん化には、HPVの感染以外にもいろいろな細胞遺伝子の変異が必要である。

目を集めているボルナ病ウイルスについて概説したい。

（一） 神経ウイルス感染症

神経ウイルスには、感染後、脳の細胞を破壊し、急性もしくは慢性の炎症をひき起こすものと、細胞は直接破壊しないものの、その持続的な感染により、細胞に機能障害をひき起こすものとがある。いずれの場合も、宿主はその感染により進行性の中枢神経変性疾患をひき起こす。はしかの原因ウイルスである麻疹ウイルス（パラミクソウイルス）も、感染者一〇万人に一人の割合いで脳炎（亜急性硬化性全脳炎）を起こす神経ウイルスである。この病気は小児期に麻疹ウイルスに感染し、正常に回復したのち、平均六年間の潜伏期間で発症するもので、麻疹ウイルスの長期間の脳内持続感染により起こると考えられている。また、日本脳炎の原因である日本脳炎ウイルス（フラビウイルス）、進行性多巣性白質脳症をひき起こすＪＣウイルス（パポバウイルス）なども古くより知られている神経ウイルスである。単純ヘルペスウイルス（ヘルペスウイルス）もしばしば中枢神経系に感染を起こし、急性の脳炎症状をひき起こすため神経ウイルスの一つと考えられている。

記憶に新しいところでは、〝狂牛病〟（正式にはウシ海綿状脳症）の原因である〝プリオン〟も神経ウイルスの一つである。プリオンの本体は、ＤＮＡや

(29) クールー：ニューギニアの東部高地に住むフォア族にかつて発生していた小脳性運動失調と震顫（しんせん）を特徴とする神経疾患。クールーはフォア語で「寒さや恐怖で震える」という意味。小脳症状は徐々に進行して三～九か月で死亡する。

(30) クロイツフェルト・ヤコブ病：初老期に散発的に発生する中枢神経系の変性疾患。その発生率は年間約百万人に一人である。全

RNAなどの遺伝子情報をもたないタンパク質粒子であるが、伝染性をもつウイルス様因子としてウイルス学領域で扱われている。プリオンに感染したウシの脳を顕微鏡で観察すると、脳組織に空胞（海綿状変性）が観察される。同様の病気はヒトにおいても認められており（クールー[29]、クロイツフェルト・ヤコブ病[30]）、この場合もプリオンがその原因であることがわかっている。プリオンは正常な脳にも存在しているタンパク質であるが、正常なプリオンは感染性を示さない。何らかの原因により正常なプリオンタンパク質に変化が起こり、感染性をもつ病原性プリオンに変わっていくものと考えられている。

また新しいところでは、マレーシアの養豚業関係者の間で流行がみられたニパウイルス[31]、オーストラリアでウマからヒトに伝播が見られたヘンドラウイルス[32]（いずれもパラミクソウイルスに近縁）がある。これらウイルスはいずれも、それまで自然界に潜んでいたウイルスが、何らかの原因により突然人間社会に現れた新興[33]の神経ウイルスである。家畜を介してヒトに伝播したものと考えられているが、いまのところヒトからヒトへの伝播は確認されていない。

神経ウイルス感染症では、急激にその症状があらわれるものは少なく、脳内でウイルスが徐々に増殖し、ゆっくりとその症状が進んでいくものが多い。そのため、病気は長期間の潜伏期の後に発病し、いったん発病するとその症状は進行性にどんどん進み、ついには死にいたる。このような特徴から神経ウイル

世界で散発している。神経荒廃、痙攣など多様な神経症状が急速に進行し、半年ないし一年以内に死亡する。

(31) ニパウイルス：一九九八年十月にマレーシアで発生したウイルス性脳炎の原因ウイルス。一九九九年四月までに二四七名が発症し、一一七名が死亡した。感染源は豚と考えられ、約九〇万頭の豚が一九九九年四月に殺処分された。自然宿主はオオコウモリとされている。

(32) ヘンドラウイルス：オーストラリアで一九九四年に突如ウマとヒトに致死的感染を起こしたウマモービリウイルス。ヒトの死亡例では髄膜脳炎とウイルスによるニューロンの破壊が認められた。このウイルスにおいても、自然宿主はオオコウモリとされている。

(33) 新興ウイルス：エマージングウイルス。エマージング（emerging）は日本語では〝出現する〟の意味で、突然人間社会に現れ、ヒトに重い疾患を起こすウイルスの総称。AIDSの原因ウイルスであるヒト免疫不全ウイルス、エボラ出血熱のエボラウイルス、最近では、一九九七年に香港で発生した新型インフルエンザH5N1ウイルスなどが有名。

ス感染症は、遅発性ウイルス（スローウイルス）[34]感染症とも呼ばれている。亜急性硬化性全脳炎、進行性多巣性白質脳症ならびにプリオン感染症などは典型的なスローウイルス感染症といえる。

（二）ボルナ病ウイルス感染症

最近注目を集めている神経ウイルスのひとつに、ボルナ病ウイルス（Borna Disease Virus）がある。ボルナ病[35]は、ヨーロッパ中東部において二五〇年以上前より知られていたウマに脳膜脊髄炎をもたらす疾患である。その名前は、一八九四年にウマに大流行が見られたドイツの小さな町ボルナの名前に由来している。この病気は、その後、ボルナ病ウイルスの中枢神経系への感染が原因で起こることが明らかとなった。ボルナ病ウイルスは、先に述べた麻疹ウイルスに近縁なウイルスであり、ウマのほかにヒツジ、ウシ、ネコ、ダチョウなどの動物にも自然感染していることがわかっている。また、このウイルスは、実験的にサルをはじめウサギ、ラットなど多くの動物に感染することができる。

このウイルスとヒトとの関係がはじめて報告されたのは、一九八五年のことである。ドイツの研究グループが、ボルナ病ウイルスに対する抗体が精神分裂病患者で多く見つかるとしたのである。その後、他の研究グループも同様な結果を報告し、ボルナ病ウイルスとこれら精神疾患との関連性が注目されるよう

（34）遅発性ウイルス：スローウイルスとして最初に認識されたものは、ヒツジのマエディ・ビスナウイルス（レトロウイルス科レンチウイルス属）である。このウイルスはヒツジに感染後、非常に長い潜伏期（数か月から数年）の後、重篤な脳炎症状をひき起こす。レンチウイルスのレンチとはラテン語で〝Slow〟を意味する言葉である。

（35）ボルナ病：ボルナ病ウイルスの感染による散在性の進行性脳炎。ボルナ病の病態には急性型と慢性型があり、急性型では、約四週間の潜伏期の後、発熱、咽頭麻痺、筋肉の震え、知覚過敏などの症状を示した後、全身麻痺に陥り、しばしば死に至る。最近では、ドイツにおいてもこの急性型のボルナ病の発症例は少なくなっている。わが国では、北海道で急性型の発症例が報告されている。一方、通常見られる慢性型では症状不明瞭で、死亡例でも肉眼病変は見られない。

になった。しかし、脳内に感染しているウイルスを血液中から検出する難しさや、非常に低いと思われる抗体価を測定する方法など、このウイルスの疫学的調査に対していくつもの問題点が指摘され、いまだこれら疾患とボルナ病ウイルスの感染との間に明らかな関連性は認められていない。

(三) ボルナ病ウイルスはヒトに感染するのか?

では、ボルナ病ウイルスは本当にヒトに感染しているのだろうか? この問題を解くために、現在、さまざまな病気で死亡したヒトの脳から直接ボルナ病ウイルスを見つけだそうという試みが進められている。アメリカで行われた調査では、精神分裂病患者で一七人中九人(五三%)、双極障害患者で五人中二人(四〇%)、アルツハイマー病患者で一九人中ゼロ人、健常者で一〇人中ゼロ人がボルナ病ウイルスの遺伝子をその脳内にもっていた。また、わが国での同様な調査では、分裂病患者で九人中三人(三三%)、パーキンソン病患者で六人中一人(一七%)、健常者で三〇人中二人(六%)と報告されている。これらの検索では、各種精神疾患患者の脳に明らかに高い割合いでボルナ病ウイルスが検出されている。筆者らが行った調査では、四例の精神分裂病患者の脳サンプルのうち一例でボルナ病ウイルスが見つかった。この陽性であった脳サンプルからは感染性のあるボルナ病ウイルスが分離された。このことは、ヒトの脳でボルナ病ウイルスがその感染性を保った状態で持続感染していることを示している。さらに、慢性疲労症候群[36]やパーキンソン病など、その原因が不明な中枢神経疾患患者においてもボルナ病ウイルスが高い割合いで感染している可能性が示されている。しかし、脳内におけるこのウイルスの存在が、直接、神経疾患をひき起こしているという明らかな証拠は得られていない。というのは、ボルナ病ウイルスの感染は、それ自体で細胞を破壊することはなく、このウイルスに感染した細胞でも、感染していない細胞と変わりなく増殖するのである。そのため、感染した神経細胞を単純に殺してしまうという機序で病気を起こしているとは考えられないからである。

(四) ボルナ病ウイルスと神経ネットワーク

神経細胞は、その発達の段階で、それぞれにネットワークを形成し、情報の交換ならびにその生存維持に必要なさまざまな調節を行っている。ボルナ病ウイルスに感染したラットでは神経細胞ならびにそのネットワークの数ともに減少しているという報告がある。また、われわれが作製したボルナ病ウイルスの遺伝子の一部を脳に発現するマウス(トランスジェニックマウス)では、生後、神経ネットワークの数が徐々に減少していくという観察結果が得られている。これらマウスでは、神経細胞の生存に必要な脳内活性物質の量が、正常なマウ

(36) 慢性疲労症候群：chronic fatigue syndrome(CFS)。健康に生活していた人に突然、原因不明の強い全身倦怠感、微熱、頭痛、脱力感や、思考力の障害、抑うつなどの精神神経症状などが起こり、この状態が長期にわたって続く疾患。生活が著しく損なわれるような強い疲労を主症状とし、少なくとも六か月以上の期間持続ないし再発を繰り返す。

スに比べて顕著に減少していた。さらに、このウイルスのタンパク質により、神経細胞の突起の伸長が障害されるという現象も示された。これらのことは、ボルナ病ウイルスの感染が、神経細胞どうしのコミュニケーションに異常をおこし、さまざまな神経疾患の原因となることを示しているのかもしれない。

まとめ

近年の脳研究のすさまじい発展により、神経ウイルスの病態も分子レベルでの解析が進んでいる。今後、これらの研究が、神経ウイルス感染症の治療だけではなく原因不明のさまざまな中枢神経疾患の病因解明へ役立つことが期待される。

第Ⅲ部　寄生虫感染症

第一章　寄生虫感染症をめぐって——現状と展望——

寄生虫という言葉を聞くと、多くの日本人はセピア色の写真に残された時代の一コマを思い起こすのではないだろうか。寄生虫の代表選手といえば回虫であるが、現在では日本人の回虫陽性率は〇・〇二％以下ときわめて低く、また、感染していたとしても決して死にいたるというわけではない。しかし、終戦直後には日本人の六〇％以上が腸に回虫をもっていた。私がまだ小学生であったころには、回虫やサナダムシの感染経路の挿し絵が小学校の廊下に掲示されていた。以来三〇数年、日本でも上下水道がほぼ完備し、また畑では人糞を肥料として使わなくなったため、腸管寄生性の寄生虫が激減した。さらにさまざまな努力が払われ、日本住血吸虫など古来より日本人とともに生息してきた寄生虫のほとんども消滅した。

しかし眼を世界に転じると、寄生虫症は減少するどころかますます増加しているのである。ヒトの数が増えれば、ヒトを宿主とする寄生虫の数も増えるわけである。現在の世界人口は五四億人であるが、そのうち先進諸国に暮らすごく一握りの人びとだけが、寄生虫にさらされずに生活しており、それ以外の地域では相変らず人は寄生虫とともに生活している。

一　寄生虫とは

WHO（世界保健機構）の熱帯病研究・訓練特別計画（TDR）では制圧の困難な疾患としてマラリア、トリパノソーマ症、リーシュマニア症、フィラリア症、住血吸虫症、およびハンセン病の六つを指定している。この中でハンセン病以外の五疾患はすべて寄生虫病である。先に述べた回虫や条虫はまさに寄生虫と呼ぶにふさわしい風貌をしているが、マラリア原虫やトリパノソーマ、リーシュマニアなどは、顕微鏡レベルの微生物である。医学上の分類において、真菌を除く真核生物で寄生生活を営むものを寄生虫と呼ぶ。マラリア原虫のように単細胞の寄生虫を原虫と呼び、フィラリアなど多細胞の寄生虫を一括して蠕虫と呼ぶ（図15参照）。

寄生虫にとっては宿主であるわれわれがその生活世界である。気の遠くなるような年月をかけて進化してきたわれわれ哺乳類とともに、彼ら寄生虫もまた進化してきたのである。寄生虫との付き合いは人類誕生以

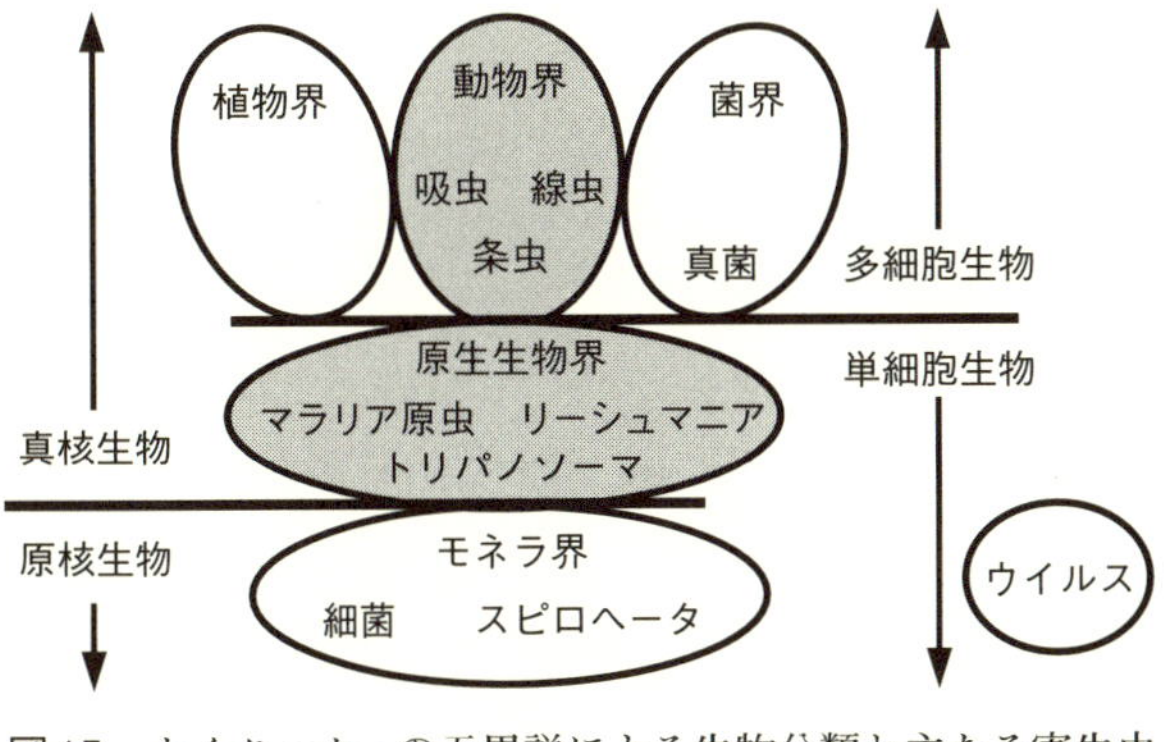

図15　ホイタッカーの五界説による生物分類と主たる寄生虫

来、というよりは、ヒトの祖先である類人猿やさらにその先祖以来からの付き合いというわけである。寄生虫は一般に虫とよばれるが、最近の研究からマラリア原虫やトキソプラズマは植物に近く、またＡＩＤＳの合併症として有名なカリニ肺炎の病原体であるニューモシスチス・カリニは原虫といわれてきたが、真菌であることが明らかにされている。

寄生虫の生活環はときとして驚くほどに複雑である。淡水性の貝やカニを中間宿主としてヒトに至り、また、そのヒトから虫卵が排出され、これらの生物に感染してゆく吸虫と呼ばれる寄生虫もいる。また、体長が五メートルから一〇メートルにも及ぶ広節裂頭条虫（通称サナダムシ）の第一中間宿主はケンミジンコであり、それを餌とするサケやマスが第二中間宿主である。そして、それを食するヒトが終宿主である。終宿主の糞便とともに虫卵が川に排出されると、再びケンミジンコに感染する。寄生虫の生活環は宿主の生活圏と密接に関連しており、このような複雑な生活環を進化のうえでどのように獲得したのか、興味の尽きないところである。

二　寄生虫感染症の流行と被害

広節裂頭条虫など、条虫類による感染はヒトに対して重大な病害作用を与えない。腸に寄生する回虫もそうである。しかしながら、年間に数百万人の犠牲者をだすマラリアをはじめとして、トリパノソーマ症、リーシュマニア症、フィラリア症、住血吸虫症などでは現在のおいても人類に莫大な被害を及ぼしている。これらの寄生虫症は公衆衛生が行き届いている先進国ではほとんど見られないが、熱帯・亜熱帯の諸国では依然として猛威をふるっている。一方、一九七〇年代にはじめて人体の感染例が報告されたエマージング感染症であるクリプトスポリジウム症は飲料水から感染が流行するが、一九九三年に米国のミルウオーキーで、汚染された水道水のため四〇万人が発症した。日本においても、神奈川県（一九九四年）や埼玉県（一九九六年）で集団発生している。

鮮魚の刺身は日本の食文化になくてはならないものであるが、そのため日本には胃に激痛を起こすアニサキス感染が多い。サバやイカにはアニサキス（回虫の仲間）とよばれるイルカ・クジラ類を宿主とする寄生虫の幼虫が潜んでいるのである。

人類は文化を育て文明を発達させてきたが、逆に文明化が寄生虫の流行を促した例もまれではない。アフリカのガーナでダムを建設しボルタ湖が出来上がったが、その結果、ビルハルツ住血吸虫を媒介する貝が繁殖した。日本人の医師、桂田富士郎によってはじめてその病理が明かにされた住血吸虫症は、アフリカ、東南アジア、南米などの熱帯地域を中心に、患者数が二億人と推定されている。マラリアについで人類を苦しめている寄生虫病である。病原体である住血吸虫の成虫は体幅〇・五㎜、体長二㎝程度で、宿主の血管内に寄生する。ダムの建設によってこの住血吸虫が、周辺住民に多大な被害を及ぼしているのである。また、インドネシアなど東南アジアでは水田耕作地帯が増え、その水田がマラリアを媒介する蚊の温床となっている。また、地球温暖化も忘れてはならない。

三　世界におけるマラリア

一九九八年に報告されたＷＨＯの統計によると、全世界のマラリアによる年間の感染者は推定で三～五億人、犠牲者は実に二七〇万人にのぼる。世界人口の四〇％が流行地域に居住しており、近年急速に進行しているグローバリゼーションやボーダーレス社会の到来、また地球温暖化によって、さらなる感染者の増加と流行地域の増加が懸念されている。マラリアは生命に与える危険とともに、感染による労働力の損失から社会経済のうえでも重要な問題である。次章においては、数多くある原虫性疾患の中でもとくに重要なマラリアを取り上げ、マラリアの病理と病原体であるマラリア原虫について概括し、現代のマラリア対策の問題点と、それを克服するための日本や世界の動きについて紹介する。

第二章　マラリアの研究はいま

A　マラリアとは

(一) マラリア原虫の生物学

マラリアは古代より人類を悩ませてきた病気である。マラリア (Malaria) という言葉はイタリア語の Mal-（悪い）と aria（空気）を起源とする。ヒトに感染するマラリア原虫には熱帯熱マラリア原虫 (*Plasmodium falciparum*)、三日熱マラリア原虫 (*P.vivax*)、卵型マラリア原虫 (*P. ovale*)、四日熱マラリア原虫 (*P. malariae*) がある。これらは共通してハマダラカを媒介昆虫とするが、臨床症状や細胞の形態を異にしている。これらの中で全マラリア患者の八〇%を占める熱帯熱マラリアは死亡にいたることも多く、もっとも危険なものとされている。

図16に、熱帯熱マラリア原虫の生活環[1]を示す。赤血球期の増殖は何度も繰り返され、マラリアの臨床症状はこ

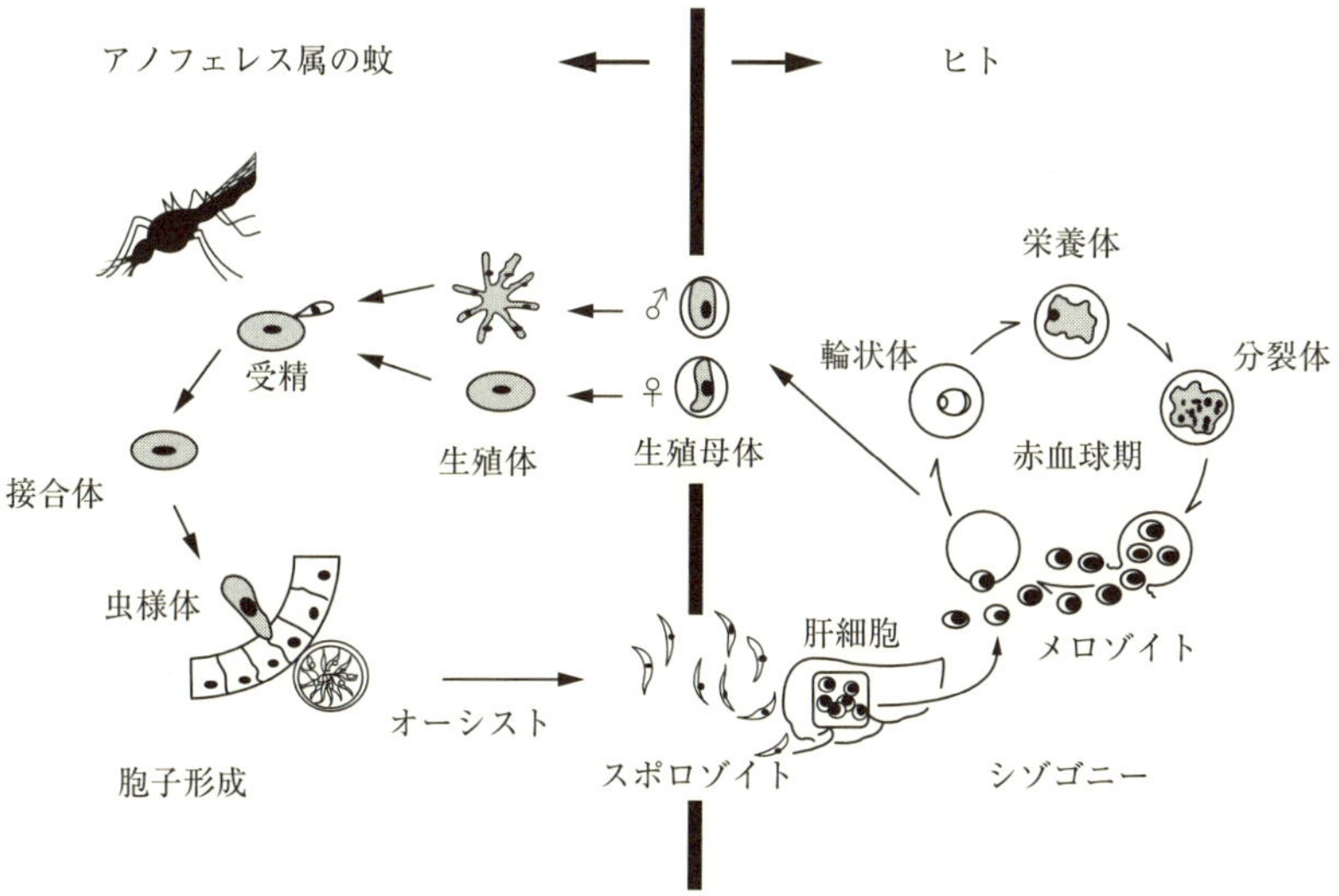

図16　熱帯熱マラリア原虫の生活環

のときに現れる。

図17に、マラリア感染赤血球の細胞構造を示す。構造的特長としてマラリア原虫細胞は寄生体胞膜と呼ばれる原虫由来の膜に取り囲まれており、原虫細胞膜と赤血球の細胞質の間には空隙がある。収縮胞などの細胞内小器官はなく、赤血球においては運動性もない。アピコプラストは色素体（プラスチド）[2]に由来する細胞内小器官であり、独自の染色体DNAをもつとともに四重の膜で囲まれている。DNA解析からアピコプラストは紅藻あるいは緑藻の色素体起源と推定されている。寄生虫学では原虫とよびならわしているが、実際には植物に近縁な生物である。

（二）マラリアの臨床と病理

マラリアの三大症状とは貧血、脾腫（ひしゅ）、および発熱である。三日熱マラリア、四日熱マラリア、卵型マラリアでは四八時間、あるいは七二時間ごとに三九℃を越える発熱が見られ、マラリア感染にきわめて特徴的であることから、比較的容易に診断がつく。しかしながら、もっとも生命に危険を与える熱帯熱マラリアにおいてはこのような特徴的な発熱パターンが得られるとは限らず、診断が遅れ死に至ることもまれではない。

マラリアでもっとも恐ろしいのは、この熱帯熱マラリアが重症化した場合の

（1）マラリア原虫に感染したハマダラカに刺されると、蚊の唾液腺よりマラリア原虫（スポロゾイトとよばれる）がヒト体内に注入される。スポロゾイトは肝臓細胞に侵入し、そこで一度増殖を行い、メロゾイトと呼ばれる細胞に変化する。メロゾイトは赤血球に侵入しそこで新たな増殖を行う。

（2）プラスチド（色素体）とはすべての植物細胞に見られる細胞小器官で、二層ないし四層の膜で覆われている。比較的小型のゲノムを複数コピーもつ。葉緑体もプラスチドのひとつである。

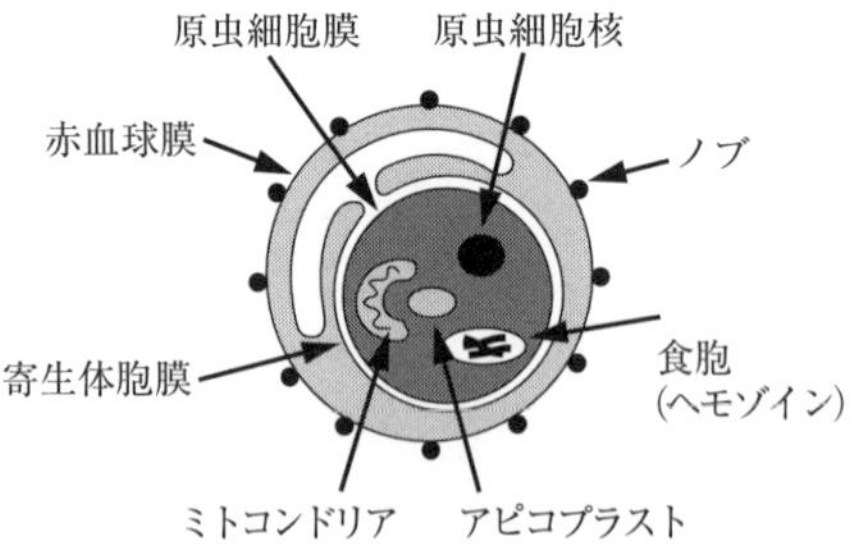

図17　マラリア感染赤血球の細胞構造

脳性マラリアである。脳性マラリアでは意識混濁、昏睡のほか、痙攣を伴うこともある。脳性マラリアの患者では脳血管にマラリア原虫感染赤血球（栄養体と分裂体）が密に存在し、あたかも脳の毛細血管を閉塞しているように見える。マラリア原虫感染赤血球は脾臓に到達するとそこで免疫担当細胞に補足されるが、脾臓に還流されることを防ぐためマラリア原虫感染赤血球は毛細血管の上皮細胞に付着するのである。[3] 従来、脳の毛細血管での付着の結果、脳組織への酸素や栄養素の供給が障害されるために、脳症を発症すると考えられてきた。しかしながら、組織に脳梗塞が見られることはほとんどなく、また脳性マラリアによる深昏睡状態においても治療が成功すればほとんど後遺症を残すことなく完全に回復するため、脳組織への直接の障害とは考えにくい。

一方、マラリア原虫にとっても毛細血管を自ら閉塞しそれによって血流が停止すると、新たに誕生するメロゾイトが侵入するべき赤血球の供給が止まり増殖を続けることができない。したがって、脳性マラリアの発症は感染赤血球による毛細血管の閉塞という物理的な原因と考えるより、むしろリンホカインや血管内皮細胞におけるNO産生能力など、何らかの化学物質に関連した病態と考える方が合理的である。

筆者らと大阪バイオサイエンス研究所は、マラリア原虫がプロスタグランジン[4]を生産し、外部に放出することを明らかにした。プロスタグランジンはヒト

（3）Sequestrationと呼ばれ、脳性マラリアで死亡した患者の大脳組織の固定後の標品では、毛細血管がマラリア原虫感染赤血球で詰まった状態に顕微鏡下で観察される。

（4）プロスタグランジン（PG）はシクロペンタンの五員環をもつプロスタノイドでヒトや動物の組織に含まれる。なかでもPGE_2は血管拡張作用や発熱作用をもち、PGD_2は睡眠作用や免疫抑制効果をもつ。

の重要な生理活性物質で、発熱、睡眠、免疫抑制などの活性をもつと同時に、強い血管拡張作用をもつ。この発見により脳性マラリアの病態をうまく説明することができるようになった（図18）。すなわち、マラリア原虫は脾臓から回避するために毛細血管に付着するが、これによる血管の閉塞を避けるため血管拡張作用のあるプロスタグランジンを放出する。プロスタグランジンはさらに、発熱、睡眠、免疫抑制などの生理活性をもつため、脳性マラリアや一般のマラリア患者に見られる諸症状をひき起こすというものである。

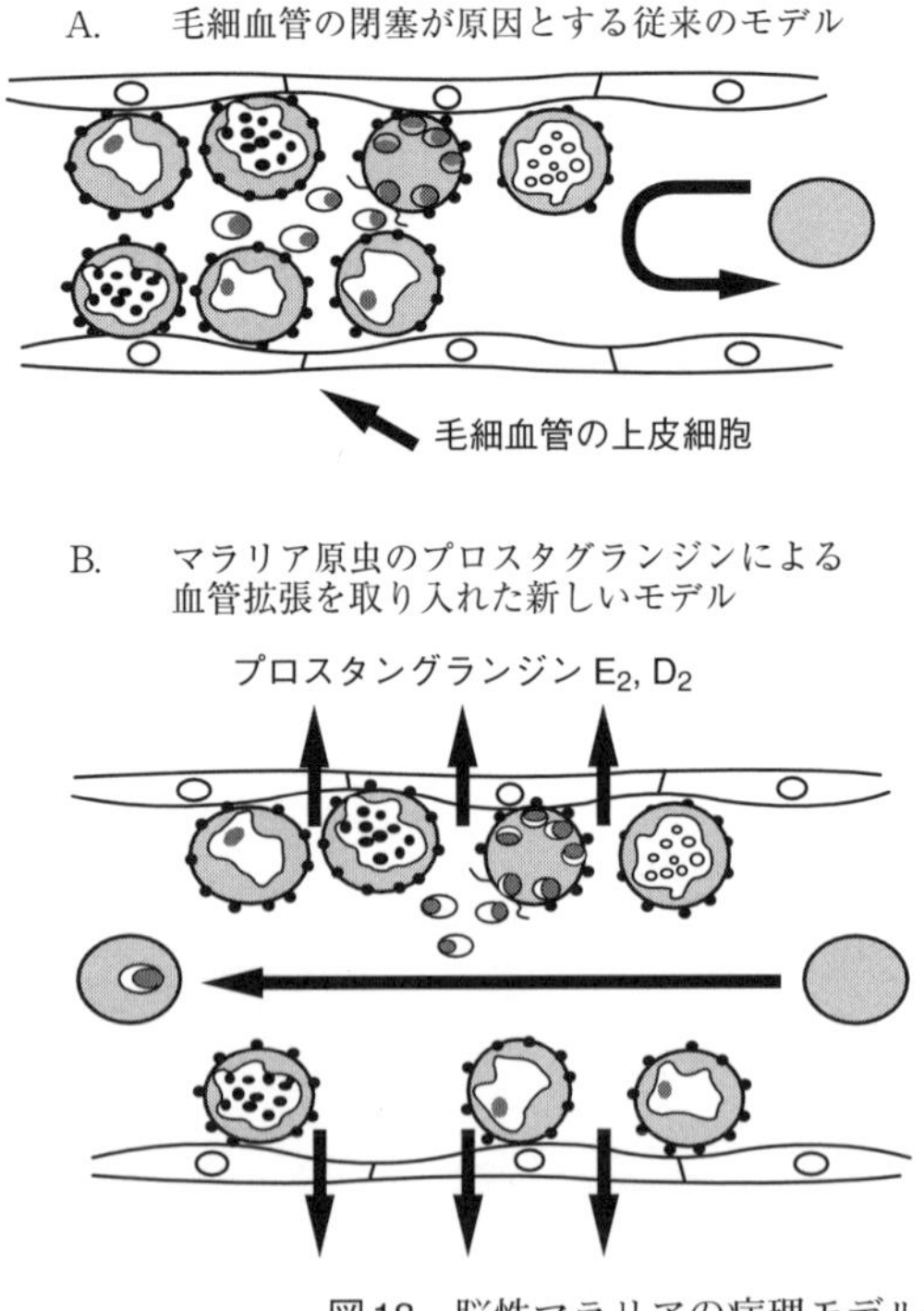

図18　脳性マラリアの病理モデル

B　マラリアの流行

(一) マラリア流行の傾向

第二次世界大戦以前にはヨーロッパや日本においても多数のマラリア患者が

いた。日本においても一九〇〇年頃には数十万人の患者がいたと推定されている。戦争の終結後、戦地で感染した兵士などの帰国により一時は三〇万人を越えるマラリア患者が国内で発生したが、一九五〇年代に入ると急速に減少した。世界的には、WHOが殺虫剤であるDDT[5]の大量散布を基本方針としたマラリア根絶計画をたて、一九五六年から各国で実施した。さらに、マラリアの特効薬であるクロロキンの効果によって一九六〇年代の後半には感染者が激減した。しかしながら、クロロキン耐性のマラリア原虫とDDTに抵抗性を示す媒介蚊が出現し、一九七〇年頃から再び感染者数が増加に転じた。現在、感染が見られる国の数は一〇〇か国を超え全世界の熱帯・亜熱帯に属するほとんどの地域がマラリア流行地となっている。

さらに、移民、難民、また急激な経済発展をめざす途上国の辺境地域の開発などにより、マラリアの流行はますます激しくなる傾向にある。また、先進国の人びとが旅行や技術経済援助など人道的な目的でマラリア流行地である発展途上国へ赴く機会がますます増え、帰国後に発症する輸入マラリアが問題となっている。日本においても毎年一二〇例ほどの報告がある。

英国、フランス、米国などでは輸入マラリアが年間に数千例に及ぶ。一方、国際空港の周辺では流行地への渡航歴のない人が突如マラリアに罹患することがある。これは流行地から到着した航空機の貨物室などに混入したマラリア感

(5) 有機塩素系殺虫剤であるDDT(ジクロルジフェニルトリクロルエタン)は生体内の残留性が高く、その九五%の消失に一〇年を要する。また、自然界においても安定に存在するため、環境汚染の深刻化から一九七一年以降その使用が禁止されている。

染蚊によるものであり、空港マラリアとよばれている。

(二) 薬剤耐性株の拡散

マラリア対策を困難なものとしている主たる要因は、薬剤耐性マラリア原虫の出現とその拡散である。(6) タイのマヒドン大学からの報告によると、これらの抗マラリア剤に対しては、薬剤耐性マラリア原虫株が蔓延しており、タイにおいてはクロロキンおよびSP合剤は使用できる状況ではない。SP合剤は日本においても流行地に赴く旅行者に対して予防薬として処方されていたものであるが、副作用をもち、(7) 失明や死にいたる場合もある。メフロキンは一九八〇年代から使用が開始された比較的新しい抗マラリア剤であるが、タイではすでに耐性株が優勢となりつつある。

人類が手にした最初の抗マラリア薬はキナの樹皮である。一六三〇年頃にペルーのイエズス会士たちによってヨーロッパにもたらされたキナの樹皮は、マラリアの治療に広く使われるようになった。十九世紀になってキナ樹皮からキニーネが単離された。(8) キニーネの点滴静注は経口投与に比べてはるかに効果的であり、薬剤耐性が疑われる重症マラリアの治療では現在においてももっとも重要な薬である。

(6) 従来、大量に使用されてきた抗マラリア剤にはキニーネ、クロロキン、メフロキンおよびSP合剤(サルファドキシン+ピリメサミン)がある。

(7) スティーブンス・ジョンソン症候群と呼ばれるアレルギー性の薬物反応である。

(8) キニーネは、経口投与では後のクロロキンや他のマラリア薬に比べて薬効は劣るため、経口投与ではほとんど使用されていない。一方、点滴静注は顕著な効果があるが、入院が必要である。逆にこのことがキニーネに対する強力な耐性株が出現していない原因かもしれない。

(三) アジアのマラリア

先に述べたように、日本においても土着マラリアがあり、二十世紀のはじめ頃までは二〇万人程度の感染者がいたと考えられている。本土では三日熱マラリアがあり、宮古・八重山諸島では熱帯熱、四日熱、三日熱マラリアが流行していた。本土では一九五〇年以降、患者数が激減し、一九五六年に最後の土着マラリア患者をみて流行は終結した。一方、八重山諸島では戦時中に日本軍が住民をマラリア流行地域に強制移住させ、患者数は一万人以上に激増し、数千名が死亡した(戦争マラリア)が、終戦直後より当時の群島政府による集中的なマラリア防遏計画により患者数が激減し、一九五〇年前後には数十名まで沈静化した。さらに、米軍の主導によるウイラープランによりマラリア根絶作戦が展開され、一九六二年にはマラリア患者数がついにゼロとなり、宮古・八重山諸島においてもマラリアの流行は終結した。しかしながら、熱帯熱マラリアを媒介するコガタハマダラカは多数生息しており、今後ともに発生状況を監視していかなければならない。

他のアジア諸国については、先ごろマラリア根絶に成功した台湾、シンガポール、ブルネイを除き、ほとんどの国においてマラリアが存在する。香港やバンコクなど大都市においては存在しないが、衛生状態が悪く蚊が大量に発生する地域では流行が続いている。最近の韓国におけるマラリアの流行は注目するべきものがある。一九九三年に京畿道北部地域に駐屯する軍人から一名の三日熱マラリア患者が発生したのち、北朝鮮との休戦ライン近隣に発生数が急速に増加しており、一九九八年には四千名弱の患者数を記録した。感染源は北朝鮮側から休戦ラインを越えてきた蚊によるものと考えられる。韓国政府はマラリア対策に乗り出したため、まもなく流行は沈静化するものと予想される。

マラリアは、一般に、熱帯・亜熱帯地域に特有の感染症と考えられているが、中世にはイギリス、フランス、ポーランドにも存在し、ロシアでは現在でもマラリア患者が発生している。したがって、北朝鮮でマラリアが流行しても不思議ではなく、問題はむしろ媒介蚊の大量発生を招く衛生状態の悪化であるといえる。

C　マラリア対策の現状と将来

(一) マラリア対策への世界的な動き

ＷＨＯが一九五六年から実施したマラリア根絶計画は、ＤＤＴの使用禁止や、薬剤耐性マラリアの出現により断念することとなったが、決してマラリア対策から手を引くことになったわけではない。一九九八年五月に、ＷＨＯの事務総長であるノルウエーのブラントラント博士はマラリア対策をＷＨＯの最重要課題と認め、Roll Back Malaria Initiative（マラリア巻き返し作戦）という新たなマラリア対策プロジェクトを発足させた。二〇一〇年までにマラリアによる死亡率を半減し、二〇一五年までにさらに半減させるという具体的目標を掲げている。ＷＨＯは全世界の健康と福祉の増進を目的としており、その最大の敵がマラリアであることを世界に示したわけである。

現在のマラリア対策としては、流行地域のヘルスワーカーを通じて行っている殺虫剤を染込ませた蚊帳の配給、抗マラリア薬の配給、殺虫剤の散布（現在ではＤＤＴより安全なピレスノイド系が使用されている）をより強化することである。しかしながら、このような既存の手段だけでは十分なコントロールができず、とくに薬剤耐性マラリアの急速な拡大には早晩対応できなくなるであろう。一方、ＷＨＯのマラリア対策プロジェクトに先立つ一九九六年度より、日本の文部省は特定領域研究（Ａ）「マラリア制圧の分子論的展開」という研究領域を発足させ、日本のマラリア研究者に四年間にわたり約八億円の研究補助金を交付した。これにより、以下で述べるマラリアワクチン開発や新規抗マラリア薬の開発に多大の進歩があった。

（二）ワクチン開発

マラリア対策では対処療法的な蚊の駆除と薬剤による治療が中心であるが、これらの対策では手を緩めると即座にマラリアの流行は広がる。一方、マラリアに対する効果的なワクチンが開発されれば、マラリアを世界から根絶することも夢ではない。一九八〇年代に開花した遺伝子工学はマラリア原虫遺伝子を基に合成ペプチドや組換えマラリア抗原タンパク質の生産を可能とするものであり、人びとはこれによって効果的なマラリアワクチンが容易に開発されるであろうと予想した。そして世界各国で多大な研究努力が払われてきたにもかかわらず、いまだ効果のあるワクチンは開発されていない。

マラリア原虫は真核生物であり、ウイルスや細菌に比べ複雑な構造をもち、宿主の体内で寄生生活を続けるため宿主の免疫防御から回避するための機構を発達させている。現在まで明らかにされてきた宿主免疫監視からの回避機構には、マラリア原虫株により抗原性の違いを示す「遺伝子多型」、多くの遺伝子レパートリーの中から発現する遺伝子を常に変化させる「抗原性変換」、さらに、原虫自らの増殖には直接必要としないが免疫原性の高い抗原分子を数多く放出し、宿主の免疫応答をこれらの分子に集中させることによって、マラリア原虫にとって急所となるべき重要な分子に対する免疫反応を抑制する「分子煙幕」などがある。これらの巧妙な遺伝子の仕組みによってヒトはマラリアに対する免疫を容易に獲得できないのである。日本人のようにマラリア感染歴のない人が流行地ではじめてマラリアに感染した場合でも、きわめて多数のマラリア抗原に対する血中の抗体価が急速に上昇する。しかしながら、これらの抗体は一般にほとんど防御的に働かない。ヒトの抗マラリア抗体がつねに防御抗体である保証はない。研究者たちもマラリア原虫の宿主免疫回避の「罠」に陥っているのかもしれない。

自然感染を繰り返すことによってある程度のマラリア免疫が獲得されること、またその血清にはマラリア原虫に対する中和抗体が含まれることは古くから知られていたが、中和抗体の標的抗原については長らく不明であった。筆者らはＳＥＲＡと呼ばれるマラリア原虫のタンパク質の研究を進めているが、一二〇 kdの分子量をもつＳＥＲＡの前半部（SE47'）と後半部（SE50A）について大腸菌で生産し、**SE47'**がマラリア原虫の増殖に対して阻害効果をもつ抗体の産生を誘導すること、また、**SE50A**は誘導しないことを示した。ウガンダとの共同研究により、流行地域における一〇歳以下の児童について抗**SE47'-IgG3**抗体をもつ児童はマラリアを発症しないことを筆者らは明らかにした（図19）。一方、ＳＥＲＡタンパク質の中央部ドメインに相当するレコンビナント**SE50A**に対する抗体価は、マラリア症状とまったく相関しなかった。これらの結果は先に述べた**SE47'**は防御抗体を誘導し、**SE50A**は誘導しないという観察を一致する。

さらに、流行地に居住するヒトの血中に存在するマラリア原虫の数と、抗**SE47'-IgG3**抗体価の相関を調べたところ、抗体価は原虫率とほぼ完全な負の

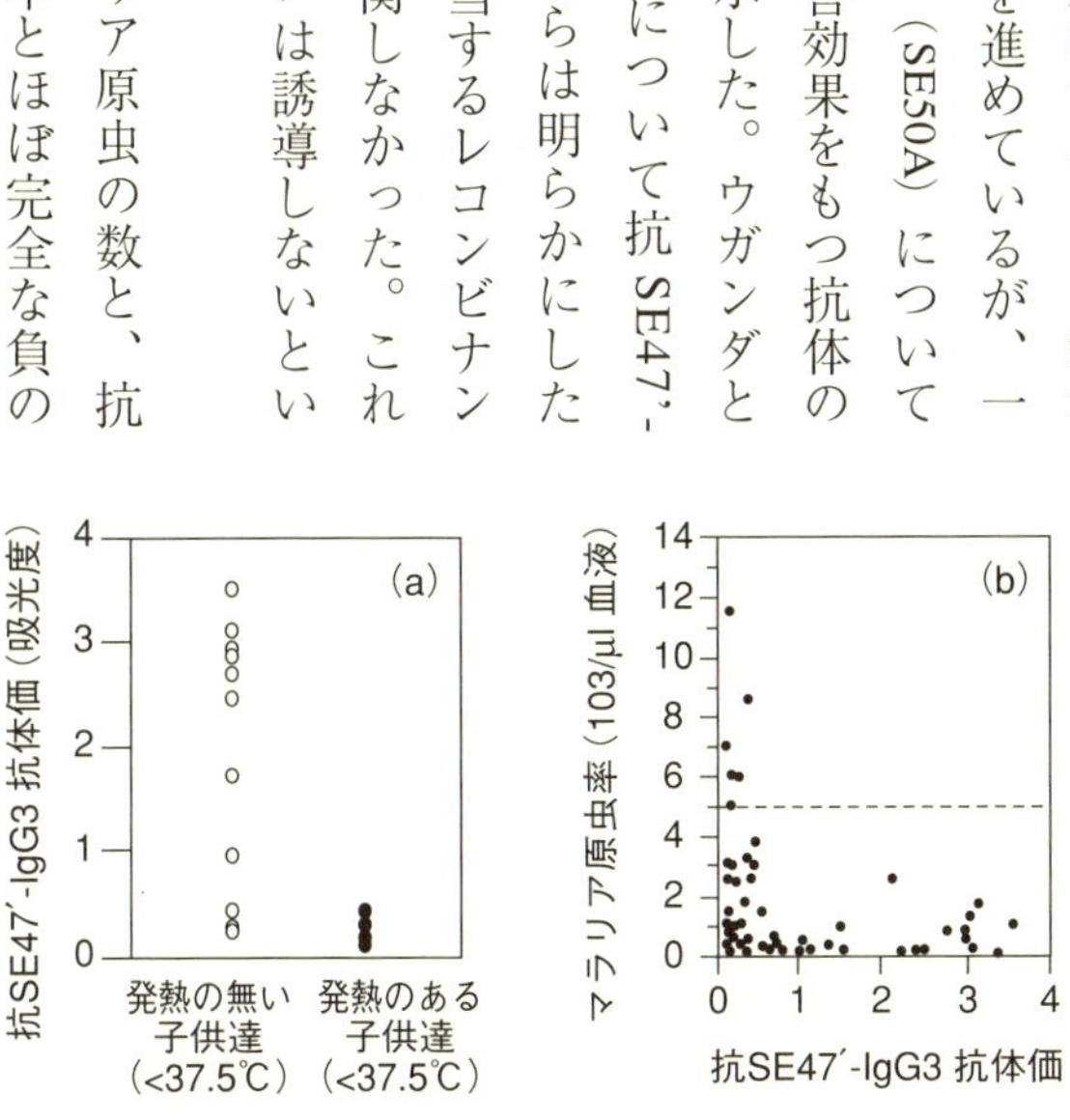

図19　ウガンダの子供の血中における抗SE47'-IgG3抗体価と発熱および原虫率の相関

（a）抗SE47'-IgG3をもつ子供はマラリアを発症しない。

（b）抗SE47'-IgG3をもつ子供は血中のマラリア原虫率が低い。

相関を示した（図19）。したがって、抗ＳＥＲＡ抗体は自然感染によって得られるマラリア免疫において中心的な役割を演じていると考えられる。現在、実用化を目指した研究を精力的に進めている。

（三）薬剤開発

マラリア対策では抗マラリア薬による治療が中心であるが、種々の抗マラリア薬に対する耐性株の発生状況を見るとマラリア治療の将来が暗たんたるものに感じられる。一方、耐性株が出現したこれらの抗マラリア薬にかわって新規の薬剤としてアトバコン[9]やアルテミシン[10]およびその誘導体が効果的な治療薬として登場してきた。しかしながら、アトバコンやアルテミシンに対する耐性マラリア原虫も実験室レベルでは誕生しており、フィールドにおいても早晩に耐性株が出現するものと予想されている。したがって、五年後あるいは一〇年後に、これらに対する耐性株が蔓延すればマラリア治療に大きな困難をきたし、マラリア対策が悲劇的な状況になることは明らかであり、それ以前に新たな薬剤の開発を行わなければならない。

このような状況の中で、日本の国公立大学などの学際的な研究機関を中心としてさまざまな角度から抗マラリア薬の開発研究が進められている。代表的な薬剤開発の手法として、有機合成化合物や伝承薬用植物など種々の物質から抗

（9）アトバコンは英国で開発されたもので、すでにアフリカやタイなどの流行地で治療に用いられている。

（10）アルテミシンは漢方薬から抽出した成分であり、中国で生産されたものが世界的に使用されるようになってきている。

マラリア作用を有するものの探索（スクリーニング）や、薬剤が作用するマラリア原虫の標的分子の立体構造から、より効果的な化合物の構造を設計するコンピュータードラッグデザイン[11]なども行われている。

岡山大学薬学部の綿矢有佑教授らは日本全国の薬学研究者によびかけて、研究者が保有する化合物の抗マラリア活性について大規模なスクリーニングを行った。その規模は第二次世界大戦中に米国が戦略目的で行った抗マラリア剤のスクリーニングには及ばないものの、近年には例を見ないものである。現在までに、五千種類を超える化合物についてマラリア原虫に対する毒性を調べた。その結果、分子内ペルオキシドを有する簡単な構造をもつ環状過酸化物に強力な抗マラリア作用があることを見出した（大阪大学工学部野島教授）。N－89と名付けられた化合物は、熱帯熱マラリア原虫に対するEC_{50}値2.5×10^{-8}M、選択毒性三二〇という、既存の抗マラリア剤に匹敵する値を示した。この活性はクロロキン耐性原虫株に対しても同程度であった。さらに、N－89のネズミマラリア原虫感染マウスを用いた抗マラリア活性は、腹腔内投与では血中原虫の出現なく六〇日以上生存し完治し、アルテミシニンよりすぐれた抗マラリア作用を示した。

このように、新たに日本で見出された化合物は、次世代、次々世代の抗マラリア薬として大いに期待のもてるものである。

(11) コンピュータードラッグデザインは、酵素タンパク質などの標的分子の立体構造をもとに、特異的な阻害剤を理論的に設計しようとするもので、ポストゲノム研究においてもっとも注目を集めている近未来の薬剤開発の手法である。

●執筆者紹介（執筆順）

本田　武司（ほんだ　たけし）
一九七〇年　（一九四五年生まれ）医学博士
大阪大学医学部卒業
現在　大阪大学微生物病研究所教授
キーワード　腸管感染症、院内感染

柳原　格（やなぎはら　いたる）
一九九六年　（一九六五年生まれ）医学博士
大阪大学大学院医学研究科（博士）
現在　大阪大学微生物病研究所助手
キーワード　細菌毒素、細菌感染

飯田　哲也（いいだ　てつや）
一九九一年　（一九六二年生まれ）医学博士
大阪大学大学院医学研究科（博士）
現在　大阪大学微生物病研究所助教授
キーワード　細菌感染症、ゲノム

堀口　安彦（ほりぐち　やすひこ）
一九八七年　（一九五九年生まれ）農学博士
大阪府立大学大学院農学研究科（博士）
現在　大阪大学微生物病研究所教授
キーワード　細菌毒素

笹川　千尋（ささがわ　ちひろ）
一九七八年　（一九四八年生まれ）医学博士
東京大学大学院医学系研究科（博士）
現在　東京大学医科学研究所教授
キーワード　細菌病原性、粘膜感染

目加田英輔（めかだ　えいすけ）
一九七四年　（一九五二年生まれ）医学博士
山形大学理学部卒業
現在　大阪大学微生物病研究所教授
キーワード　受容体、増殖因子

生田　和良（いくた　かずよし）
一九七九年　（一九五〇年生まれ）医学博士
大阪大学大学院医学研究科（博士）
現在　大阪大学微生物病研究所教授
キーワード　ＨＩＶ、神経親和性ウイルス

塩田　達雄（しおだ　たつお）
一九八二年　（一九五九年生まれ）医学博士
東京大学医学部卒業
現在　大阪大学微生物病研究所教授
キーワード　ＨＩＶ、ケモカイン

片野　晴隆（かたの　はるたか）
一九九八年　（一九六四年生まれ）歯学博士
東京大学大学院医学系研究科（博士）
現在　国立感染症研究所主任研究官
キーワード　ウイルス学

倉田　毅（くらた　たけし）
一九七一年　（一九四〇年生まれ）医学博士
信州大学大学院医学系研究科（博士）
現在　国立感染症研究所副所長
キーワード　ウイルス感染症、感染病理学

奥野　良信（一九四六年生まれ）医学博士
一九七七年　大阪大学大学院医学研究科（博士）
現在　大阪府立公衆衛生研究所ウイルス課長
キーワード　インフルエンザ

湯通堂満寿男（一九四七年生まれ）理学博士
一九七六年　大阪大学大学院理学研究科（博士）
現在　大阪大学微生物病研究所助教授
キーワード　細胞がん化、細胞の生死

朝長　啓造（一九六四年生まれ）獣医学博士
一九九四年　東京大学大学院農学研究科（博士）
現在　大阪大学微生物病研究所助教授
キーワード　神経ウイルス、内在性レトロウイルス

堀井　俊宏（一九五三年生まれ）理学博士
一九七八年　大阪大学大学院理学研究科（修士）
現在　大阪大学微生物病研究所教授
キーワード　マラリアワクチン、寄生虫

大阪大学新世紀セミナー［ISBN4-87259-100-3］

感染症研究のいま

2001年11月20日　初版第1刷発行　［検印廃止］

編　集　大阪大学創立70周年記念出版実行委員会
編　者　本田武司・生田和良・堀井俊宏
発行所　大阪大学出版会
代表者　松岡　博

〒565-0871　吹田市山田丘1-1　阪大事務局内
電話・FAX　06-6877-1614（直）

組　版　㈲桜風舎
印刷・製本所　㈱太洋社

ISBN4-87259-120-8

「大阪大学新世紀セミナー」刊行にあたって

健康で快適な生活、ひいては人類の究極の幸福の実現に、科学と技術の進歩が必ず役立つのだという信念のもとに、ひたすらにそれが求められてきた二十世紀であった。しかしその終盤近くになって、問題は必ずしもさほど単純ではないことも認識されてきた。生命科学の大きな進歩で浮かび上がってきた新たな倫理問題、環境問題、世界的な貧富の差の拡大、さらには宗教間、人種間の軋轢の増大のような人類にとっての大きな問題は、いずれも物質文明の急激な発達に伴う不均衡に大きく関係している。

一九三一年に創立された大阪大学は、まさにこの科学文明の発達の真っ只中にあって、それを支える重要な成果を挙げてきた。そして、いま新しい世紀に入る二〇〇一年、創立七十周年を迎えるにあたって企画したのが、この「新世紀セミナー」の刊行である。大阪大学で行われている話題性豊かな最先端の研究を、学生諸君や一般社会人、さらに異なる分野の研究者などを対象として、できるだけわかり易くと心がけて解説したものである。

これからの時代は、個々の分野の進歩を追求する専門性とともに一層幅広い視野をもつことが研究者に求められ、自然科学と社会科学、人文科学の連携が必須となるだろう。細分化から総合化、複合化に向かう時代である。また、得られた科学的成果を社会にわかりやすく伝える努力が重要になり、社会の側もそれに対する批判の目をもつ一方で、理解と必要な支持を与えることが求められる。本セミナーの一冊一冊が、このような時代の要請に応えて、新世紀を迎える人類の未来に少しでも役立つことを願ってやまない。

大阪大学創立七十周年記念出版実行委員会